CRIAR FILHOS NÃO É TÃO COMPLICADO

Doug Peine

CRIAR FILHOS NÃO É TÃO COMPLICADO

Doze regras para criar filhos felizes e autoconfiantes

Tradução
CARLOS A. L. SALUM
ANA LUCIA FRANCO

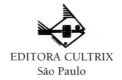

EDITORA CULTRIX
São Paulo

Título original: *It's Not That Complicated.*

Copyright © 2002 Doug Peine.

Publicado mediante acordo com a Health Communications, Inc. Deerfield Beach, Flórida, EUA.

Todos os direitos reservados. Nenhuma parte deste livro pode ser reproduzida ou usada de qualquer forma ou por qualquer meio, eletrônico ou mecânico, inclusive fotocópias, gravações ou sistema de armazenamento em banco de dados, sem permissão por escrito, exceto nos casos de trechos curtos citados em resenhas críticas ou artigos de revistas.

Dados Internacionais de Catalogação na Publicação (CIP)
(Câmara Brasileira do Livro, SP, Brasil)

Peine, Doug
    Criar filhos não é tão complicado : doze regras para criar filhos felizes e autoconfiantes / Doug Peine ; tradução Carlos A. L. Salum, Ana Lucia Franco. — São Paulo : Cultrix, 2005.

Título original: It's not that complicated.
ISBN 85-316-0868-6

1. Crianças — Criação 2. Educação de crianças 3. Pais — Atitudes 4. Pais e filhos 5. Papel dos pais I. Título.

05-0378   CDD-649.1

Índices para catálogo sistemático:
1. Criação de crianças : Vida familiar 649.1
2. Crianças : Criação : Vida familiar 649.1
3. Pais e filhos : Relações familiares : Vida familiar 649.1

O primeiro número à esquerda indica a edição, ou reedição, desta obra. A primeira dezena à direita indica o ano em que esta edição, ou reedição, foi publicada.

Edição	Ano
1-2-3-4-5-6-7-8-9-10-11	05-06-07-08-09-10-11

Direitos de tradução para o Brasil
adquiridos com exclusividade pela
EDITORA PENSAMENTO-CULTRIX LTDA.
Rua Dr. Mário Vicente, 368 — 04270-000 — São Paulo, SP
Fone: 6166-9000 — Fax: 6166-9008
E-mail: pensamento@cultrix.com.br
http://www.pensamento-cultrix.com.br
que se reserva a propriedade literária desta tradução.

Impresso em nossas oficinas gráficas.

Para Christine,
por seu amor e paciência

SUMÁRIO

Prefácio 9

Agradecimentos 11

Uma Nota Sobre os Gêneros 12

Introdução: Por que Você Leria Justamente *Este* Livro? 13

REGRA NÚMERO UM
Só Diga o que For de Verdade 33

REGRA NÚMERO DOIS
Nunca Bata no Seu Filho 43

REGRA NÚMERO TRÊS
Não Force o Seu Filho a Tomar Decisões de Adulto 53

REGRA NÚMERO QUATRO
Nunca Guarde Ressentimentos 63

REGRA NÚMERO CINCO
Ameace Apenas com Castigos que Você Possa
Aplicar 73

REGRA NÚMERO SEIS
Quando Estiver Errado, Admita 79

REGRA NÚMERO SETE
Estruture a Vida do Seu Filho de Maneira que
Ele Aprenda a Ser Responsável 89

REGRA NÚMERO OITO
Nunca Deprecie o Seu Filho 99

REGRA NÚMERO NOVE
Elogie o Seu Filho Muitas e Muitas Vezes 107

REGRA NÚMERO DEZ
Nunca Comece uma Briga Conjugal na Frente
do Seu Filho 117

REGRA NÚMERO ONZE
Leia para o Seu Filho Todas as Noites 129

REGRA NÚMERO DOZE
Faça com que o Seu Filho Saiba que Você o
Ama Incondicionalmente 139

Sobre o Autor 151

PREFÁCIO

Eu tinha sacrificado boa parte da tarde na tentativa inútil de ajudar um casal em crise a resolver seus conflitos, evitando, assim, o custo emocional e financeiro de um divórcio litigioso. Mas eles continuavam irredutíveis. Agarravam-se à própria raiva, por mais destrutivo que isso pudesse ser para seus filhos e suas finanças.

Mais tarde, eu esperava na fila do supermercado para pagar a pasta de dentes e as pilhas AA que pretendia comprar, com uma dor de cabeça a me subir pela nuca, quando notei uma garotinha, logo à minha frente, que desafiava sua pobre mãe, negando-se a devolver a barra de chocolate que pegara junto ao caixa. Na linguagem corporal e no tom de voz daquela criança, na sua insistência, que beirava a irracionalidade, eu vi repetir-se o comportamento que eu havia presenciado naquela mesma tarde na minha sala de reuniões.

Hoje em dia, somos levados a acreditar que o comportamento dos nossos filhos é uma questão esotérica, muito além dos parcos poderes de compreensão de que nós, pobres leigos, dispomos.

Pode até ser. Mas permanece o fato de que, na nossa sociedade, os pais bem-sucedidos, em sua grande maioria, não são psicólogos de crianças. São aqueles que, ricos ou pobres, sofisticados ou ingênuos, contam apenas com amor e bom senso na tarefa de criar os filhos.

Esta obra sai em busca desse bom senso, examinando, em particular, os conflitos entre pais e filhos de que todos nós já fomos vítimas... na fila do supermercado.

AGRADECIMENTOS

A Nick, por ser um ótimo professor.

A Christine Belleris e a Allison Janse da HCI, por serem grandes editoras.

E a Thomas Sutton, Demetre Nicoloff e Hovald Helseth.

UMA NOTA SOBRE OS GÊNEROS

Hoje em dia, qualquer escritor enfrenta o problema da defasagem entre as convenções da linguagem e a sensibilidade moderna, em especial no caso dos pronomes: como usar um pronome de maneira a indicar, indiferentemente, o gênero masculino ou o gênero feminino?

Várias soluções já foram apresentadas. Todas são estranhas. Meus ouvidos se ofendem, particularmente, pela substituição do singular pelo plural, ou seja "eles" em vez de "ele" e "ela".

A opção que menos me desagrada é usá-los em proporções iguais ao longo do livro. Assim, quando falo "ela", entenda-se que me refiro também a "ele", quando uso "dele" quero também dizer "dela", e assim por diante.

INTRODUÇÃO

Por que Você Leria Justamente *Este* Livro?

Como eu digo aos meus clientes, é melhor admitir os fatos comprometedores logo de início. Assim, até a hora do julgamento, é possível que os jurados não se lembrem mais deles.

Por isso, quero confessar *agora* que nunca assisti a uma aula de psicologia infantil. Para dizer a verdade, parece que consegui escapar de todos os cursos de psicologia, no colégio e na faculdade.

Por que, então, você gastaria o seu dinheiro suado neste volumezinho, ainda mais tendo à sua frente prateleiras cheias de trabalhos obviamente mais detalhados, escritos por profissionais que atuam nessa área?

Se você me agüentar por mais uns seis parágrafos, eu vou tentar convencê-lo.

Em primeiro lugar, tenho observado que psicólogos e psiquiatras infantis não têm mais chances do que as outras pessoas de criar filhos felizes e bem-ajustados. Na verdade, se um colega que tive na faculdade servir de exemplo, há fortes evidências de que alguns se saem muito pior do que qualquer um de nós.

Isso não significa que o seu campo de estudo não tenha valor. A psicologia infantil presta um grande serviço ao estabelecer critérios que permitem entender o desenvolvimento mental e emocional das crianças, especialmente das que têm problemas. Nem por um instante eu pretendo desacreditá-la.

Mas é óbvio, acho eu, que esses critérios não tornam as crianças mais bem-ajustadas, nem as deles nem as nossas.

As crianças de hoje são mais felizes do que as das antigas gerações menos esclarecidas? Mais bem alimentadas elas são. Elas contam também com mais opções de lazer e, sem dúvida, gozam de melhor saúde física. Mas mais felizes? Mais gentis? Mais alegres?

Aparentemente, o conhecimento especializado da complexidade do cérebro da criança não é o mapa para uma educação bem-sucedida.

Como prova adicional desse fato, eu observei que pessoas pouco educadas e pouco sofisticadas têm um histórico tão bom quanto o das outras no que diz respeito à criação de filhos felizes e bem-ajustados, *desde que levem essa tarefa a sério*. Ou, corolariamente: os educados e abastados — com mais acesso à vasta literatura contemporânea sobre criação de filhos — não costumam ter mais sucesso.

Informação demais é informação nenhuma

Para mim, isso significa que *não é tão complicado assim*. A criação dos filhos não é matemática quântica. Exige dedicação, com certeza, mas *não* exige síntese ou análise de uma profusão de detalhes para ser eficaz.

Na verdade, eu diria que muitos pais novatos que buscam ajuda na literatura especializada, em vez de obter ajuda e conforto, ficam confusos com o excesso de detalhes — em grande parte contraditórios.

Se você é como eu, consegue absorver uma quantidade limitada de informações e guardar uma quantidade ainda menor. Decifrar um manual de auto-ajuda infindavelmente detalhado costuma trazer, no final das contas, frustração, e não iluminação. Ficamos desgastados, não inspirados.

E mesmo no caso dos poucos livros excepcionais que merecem uma leitura cuidadosa, temos sorte quando, um mês depois, conseguimos recordar mais de doze pontos significativos.

Buscando conselhos para criar o meu filho, eu me convenci de que muitos livros sobre o assunto são escritos de maneira a atingir um tamanho padrão — que pode ou não ser necessário para comunicar as idéias do autor. Deve haver, neles, algumas pepitas de sabedoria, mas é quase impossível localizá-las em meio a tantas irrelevâncias e redundâncias.

O fato é que, como pais novatos, vocês não têm tempo para ficar procurando essas pepitas. Vocês querem informações precisas e seguras — e, por favor, chega de baboseiras.

À luz dessa realidade, este livro toma um rumo diferente, norteando-se por duas convicções básicas:

1. Há, entre os bons pais, um bom senso fundamental.
2. Esse bom senso pode ser enunciado em poucas palavras e assimilado rapidamente por qualquer um.

O supermercado como sala de aula

Embora eu nunca tenha feito um curso de psicologia, tenho algumas qualificações e quero que você as conheça:

- Sou filho dos meus pais.
- Sou pai do meu filho.

Assim, embora não tenha estudado na academia a teoria da guerra, eu servi no exército dos dois lados. E prestei muita atenção.

Prestei atenção especial quando ia ao supermercado, um risco que todos nós corremos rotineiramente, em busca dos muitos itens essenciais à vida moderna. Na fila do caixa, eu não gastava o meu tempo como você, lendo furtivamente as histórias grotescas de certos jornais.

Não. Descobri que é muito mais interessante observar as histórias grotescas dos conflitos entre pais e filhos, que lá se desenrolam, assim como em qualquer outro lugar da Terra. São essas histórias — os terríveis dramazinhos familiares que todos nós já fomos forçados a testemunhar — que inspiram a maioria das lições deste livro.

Repetição sem fim

No supermercado (e em outros locais), observei os mesmos erros óbvios que os pais cometem repetidamente, chegando a resultados óbvios e previsíveis como o nascer do sol todas as manhãs.

Por outro lado, eu tive a curiosidade de observar amigos meus que, agora na meia-idade, levaram a vida com relativa facilidade, sucesso e felicidade. Eu lhes fiz perguntas sobre os seus pais e sobre a criação que tiveram, procurando identificar o que os equipou para levar tão bem a vida. E descobri que as mesmas coisas se repetem muitas e muitas vezes.

Além do mais, sou advogado há vinte anos, uma profissão que oferece, no mínimo, uma boa visão das linhas de frente do conflito humano. Eu ainda fico surpreso quando constato que as atitudes dos meus clientes e dos seus adversários legais refletem a estrutura dos conflitos entre pais e filhos que se desenrolam no supermercado.

Assim, não tenho escolha: só me resta concluir que *não é tão complicado assim*.

Isso me faz lembrar da resposta que meu irmão me deu quando lhe perguntei como estavam seus antigos colegas na vigésima quinta reunião de ex-alunos do colégio. "Do jeito que eram no colégio, só que mais ainda."

Nós *somos*, ao menos até certo ponto, o que os nossos pais fizeram de nós, e assim vamos continuar até o fim. E, até certo ponto, nossos filhos vão ser o que fizemos deles. Ninguém precisa da ajuda nem dos conselhos de Freud para enxergar as linhas gerais desse fato e nem para saber como tocar adiante. Basta o bom senso. E, em geral, bom senso é o melhor que se pode esperar.

Doze regras e doze regras apenas

Assim, chegamos a doze regras simples e fáceis de compreender, cada uma delas acompanhada de uma breve ilustração e de algumas linhas que explicam por que ela é importante.

Por que doze? Porque mais do que isso seria demais para lembrar quando necessário. Então esse é um número arbitrário? É claro que é. Mas, aqui, a meta não é adquirir todo o conhecimento, mas apenas o suficiente para usar sem que ele nos sufoque.

Eu me lembro do conselho que Jack Morris, já no fim de sua longa e brilhante carreira no beisebol, dava aos jovens arremessadores. Danem-se as estratégias complicadas, ele dizia. Concentrem-se em dois princípios apenas:

1. Arremessar para valer desde a primeira bola.
2. Não ter medo de arremessar na zona de *strike*.

E ele estava absolutamente certo. Todo arremessador de sucesso é fiel a essas duas regras. É claro que há outros fatores que contribuem para esse sucesso: velocidade, mecânica, repertório de arremessos etc. Mas o que Morris queria dizer é que muitas vezes o jogador se deixa afundar no pântano das minúcias.

É o que acontece na criação dos filhos. Hoje em dia, muitos pais se atêm aos detalhes e perdem de vista as virtudes básicas. Este livro procura redescobrir essas verdades.

Será que nossas doze regras esgotam todo o conhecimento pertinente à criação de um filho bem-ajustado? É claro que não. Mas acredito firmemente que, seguindo-as de maneira inteligente e conscienciosa, a chance de vocês acabarem sendo ótimos pais é bem grande.

O que queremos exatamente?

Estou muito contente por vocês terem me acompanhado até aqui. Mas agora o feitiço vai virar contra o feiticeiro: se é que ainda querem continuar, vocês vão ter que seguir certas regras.

Antes de discutir os meios, temos que considerar os fins. Que tipo de filho queremos criar? Eu vou lhes dar a minha resposta a essa pergunta. Vocês são livres para concordar comigo ou não, assim como são livres para comprar ou não este livro.

É claro que cada pai e cada mãe tem as próprias aspirações individuais com relação ao filho. As variações são infinitas, assim como as personalidades envolvidas, o que é muito bom. Mas, acho que, no fundo, há essencialmente três atributos que todos os pais zelosos querem para seus filhos — e *não é tão complicado assim*.

1. Todos os pais querem que seus filhos sejam felizes.
2. Todos os pais querem que seus filhos sejam disciplinados.
3. Todos os pais querem que seus filhos sejam capazes de sentir compaixão.

Cada um desses atributos merece uma explicação.

Felicidade

O que é felicidade? Milhares de anos de tratados teológicos, tomos filosóficos, trabalhos literários, estudos clínicos e canções populares não conseguiram responder satisfatoriamente a essa pergunta. Trata-se de um termo relativo, cujo significado muda de pessoa para pessoa.

Aqui, como no livro inteiro, adotamos a abordagem do senso comum. Felicidade é definida, simplesmente, como *capacidade de tirar da vida o máximo possível de alegria.*

A vida é difícil e, às vezes, muito dolorosa. O fato da mortalidade — nossa e das pessoas que amamos — é um dos maiores responsáveis por isso. Mas, mesmo em momentos de saúde, a vida nos golpeia com preocupações, amores perdidos, esperanças destruídas, expectativas arruinadas.

Mas, ao mesmo tempo, a existência oferece muitas alegrias. Há momentos em que a vida é gloriosa, em que o coração canta, em que nos alegramos por estar vivos.

O que eu quero para meu filho é prepará-lo para que, ao longo da vida,

1. ele tenha meios para minimizar, tanto quanto possível, os momentos dolorosos.
2. ele tenha meios para maximizar, tanto quanto possível, os momentos agradáveis.

Eu acho que é isso que será útil para o meu filho, não só enquanto criança vivendo na minha casa, mas quando for um adulto vivendo por conta própria.

Mas, se você acha que a única maneira de preparar o seu filho para a vida é transformá-lo em um *pit bull*, deixe este livro de lado e vá estudar as técnicas de treinamento de Bobby Knight. Você e eu temos uma divergência fundamental a respeito da natureza e do significado da vida humana.

Na vida, a única meta razoável, para nós e para nossos filhos, é a felicidade — o máximo possível, pela vida afora.

Disciplina

À primeira vista, pode parecer estranho passar da felicidade à disciplina, já que os dois conceitos parecem estar nas extremidades opostas do espectro. Mas, na verdade, a primeira é impossível sem a segunda.

Quando digo "disciplina", não me refiro a alguma coisa que *faço* para o meu filho. Disciplina não significa dar uma surra nele nem mandá-lo para o quarto quando me desobedece. E também não significa transformá-lo em um autômato que faz tudo o que eu mando, sem questionar.

Neste livro, "disciplina" não é um verbo. É um substantivo, que descreve um fato fundamental da vida feliz: às vezes, temos que nos privar da felicidade a curto prazo em nome da felicidade a longo prazo:

- Você não pode comer todos esses doces porque depois vai ficar doente.
- Se você quer tocar bem violino, tem que estudar, por mais chato que seja.
- Se amanhã você quer se divertir na festa de aniversário do seu amigo, é melhor ir para a cama descansar.

Usar de autodisciplina nada mais é do que extrair da vida o máximo possível de felicidade ao longo do tempo. Só isso já faz dela um dos melhores presentes que os pais podem dar ao filho.

Compaixão

Como somos animais sociais, a nossa felicidade está muito ligada às relações que temos com as outras pessoas. Os relacionamentos bem-sucedidos nos trazem muito prazer. Os que não dão certo nos causam muita dor.

Eu me arrisco a dizer que os relacionamentos — íntimos ou casuais — que trazem a maior satisfação são aqueles em que reconhecemos a humanidade da outra pessoa e reagimos a ela. Ou seja:

1. não esquecemos que o outro sofre a mesma mistura de dor e prazer que sofremos e
2. por isso, agimos de maneira calculada para aumentar seu prazer e minimizar sua dor.

Assim, se temos 6 anos e ganhamos uma barra de chocolate, nós a dividimos com um amigo.

Ou se temos 40 anos e a nossa mulher, que é advogada, está deprimida por ter perdido uma causa, fazemos o máximo para lembrá-la de todas as causas que ganhou e para ajudá-la a recuperar a capacidade de avaliação.

Ou, se um conhecido perde um ente querido, nós lhe mandamos um cartão de condolências porque sabemos que o gesto vai ajudar a diminuir, um pouquinho que seja, seu sentimento de perda.

Ou se, ao passar por uma porta, percebemos que a pessoa atrás de nós está carregada de pacotes, paramos e seguramos a porta para ela.

Ou, se o outro motorista precisa fazer uma conversão, nós diminuímos a velocidade e o deixamos passar.

Ou, se um mendigo se aproxima, nós nos preocupamos menos com a possibilidade de ele ser um vigarista e mais com a possibilidade de deixar de ajudar alguém que precisa.

Em sua forma básica, o que esses exemplos descrevem é o altruísmo ou, para ser mais exato, a falta de egoísmo. Ou, para ser mais exato ainda, a falta de solipsismo.

O solipsismo é uma doutrina segundo a qual só existe a minha consciência, já que ela é a única que posso conhecer. Os outros, todos vocês, são apenas atores no meu mundo. Esse é um conceito filosófico, mas é também um conveniente artifício psicológico que nos permite não sentir remorso quando atropelamos os sentimentos dos outros com as nossas prioridades: eles não devem sofrer como eu porque, quando se machucam, eu não sinto nada.

É claro que, assim enunciada, essa noção é absurda. Mas isso não significa que não nos valemos dela quando sentimos necessidade de tapear a nossa consciência para que ela nos deixe fazer uma ou duas coisas egoístas.

As crianças, em especial, conseguem eximir-se do fato de que suas ações egoístas magoam os outros. Crianças que nunca aprendem outra coisa serão seres humanos muito infelizes.

Não estamos falando em termos moralistas. Neste livro, a pergunta que precisamos fazer a nós mesmos é simples: "Como pai, o que eu posso ensinar ao meu filho para que ele tenha os melhores recursos para ter o máximo de felicidade e o mínimo de dor ao longo da vida?"

A autodisciplina é um desses recursos. A compaixão e a gentileza são os outros.

Os pais também precisam reconhecer suas limitações

O debate entre educação e natureza continua, em grande parte, sem solução. Que comportamento é apreendido? Que comportamento é o resultado inevitável da constituição química de cada um? Sobre que aspectos do desenvolvimento físico e mental de nossos filhos temos controle, e sobre que aspectos não temos controle algum? Permitam-me acrescentar às minhas credenciais que não tenho a mínima idéia das respostas corretas a essas perguntas.

Com certeza, os pais não têm controle *ilimitado* sobre o desenvolvimento da personalidade do filho. Isso é ainda mais evidente no caso de crianças com distúrbios físicos ou mentais evidentes.

Há um fato que não podemos negar: nenhum livro sobre técnicas aplicáveis à criação dos filhos, por mais detalhado que seja, proporciona todas as respostas a todos os pais. E nem mesmo a alguns. Assim, cabe pensar que ser pai ou ser mãe é, em grande parte, reconhecer e aceitar o fato de que há limitações na influência que se pode ter sobre a vida do filho.

Por outro lado, há uma perigosa tendência moderna, em todos os níveis da sociedade, a não aceitar a responsabilidade pelos atos dos filhos e nem mesmo pelos próprios atos. "É assim que eu sou", dizem as pessoas, especialmente quando isso lhes fornece uma desculpa conveniente para não fazer alguma coisa que não querem fazer.

Ou, em vez de atribuir os maus modos do nosso filho aos nossos erros como pais, nós os atribuímos ao déficit de atenção ou à depressão que ele possa apresentar. É como se fôssemos incapazes de exercer qualquer controle sobre a vida do nosso filho. Assim, o mundo que agüente seus traços de personalidade desagradáveis.

Não há dúvida de que as gerações anteriores puniam certos estados e comportamentos que, sabemos agora, dependem da anatomia do cérebro e não de escolhas pessoais. Não há dúvida, também, de que a felicidade depende, até certo ponto, da mistura genética e química que temos nas veias. E, certamente, temos que ser sensíveis a esses aspectos da nossa personalidade e da personalidade de nossos filhos.

Mas, ao mesmo tempo, nossa única alternativa é continuar a supor que uma parte significativa daquilo em que uma criança se transforma é influenciado, em grande parte, pelas escolhas que nós, como pais, fazemos ao educá-la.

É dessas escolhas que este livro pretende falar.

Criar um filho é um trabalho difícil

Se *não é tão complicado assim* criar um filho feliz e bem-ajustado, então, por que tanta gente se sai tão mal? Deixando de lado certas idéias confusas que este livro procura, por pouco que seja, esclarecer, a resposta parece ser a seguinte: embora *não seja tão complicado assim*, não é necessariamente assim tão fácil.

Os princípios mais importantes do sucesso na criação dos filhos são finitos em número e fáceis de compreender, mas muitas pessoas falham ao pô-los em prática. Por quê? Porque criar um filho exige tempo e esforço.

Tempo

Não é possível criar um filho *in absentia*. É preciso estar ali em pessoa, e é preciso estar sempre ali. Se vocês ainda não estão preparados para sacrificar as próprias prioridades, sejam elas relacionadas com a carreira ou com o lazer, então não devem ter um filho. Se vocês têm um filho e ainda assim se recusam a fazer esse sacrifício, estão sendo irresponsáveis enquanto pais. (Não vamos medir palavras neste livro.)

É claro que muitos pais não têm saída. Eles precisam trabalhar muito para sustentar os filhos. Não têm escolha. Mas há quem tenha escolha — e faz a escolha errada.

Por exemplo: digamos que você fica pouco tempo com seu filho durante a semana porque trabalha até tarde. Então, todo sábado você sai com os amigos e fica quatro ou cinco horas jogando golfe. Sabe o que eu acho? Acho que você está sendo um bobo egoísta e que deveria sentir vergonha. É claro que você precisa se divertir. Mas o seu filho precisa de você ainda mais. *Não é tão complicado assim.*

Quando se tem um filho, a vida tem que mudar. E não é pouco. Radicalmente. Quem quer criar os filhos com responsabilidade tem que fazer sacrifícios de tempo. Muitos homens e mulheres têm filhos e esperam continuar com a vida que tinham antes, como se nada tivesse mudado. Nossos filhos estão pagando por isso.

Esforço

Para criar com sucesso os filhos, muitas vezes é preciso escolher a mais difícil das opções que se apresentam. É a isso que eu me refiro quando falo em "esforço".

Por exemplo, o seu filho está aprendendo a amarrar o cordão dos sapatos e quer que você observe seu progresso mas, com um dia duro de trabalho pela frente, você quer sair logo de casa. A escolha mais fácil é se convencer de que agora não dá tempo e amarrar você mesmo o cordão do sapato. A escolha mais difícil é saber que isso é importante para ele e que um minuto a mais não vai fazer muita diferença na sua programação.

Ou digamos que seu filho de 5 anos, bem na hora de ir dormir, diz que quer mais um doce do saquinho que ganhou na festa de Halloween. Você sabe que ele já comeu demais e está apenas expressando sua relutância em deixar que se acabe um dia em que se divertiu tanto. Para complicar ainda mais, você disse a ele alguma coisa que não devia e está se sentindo culpado. O doce vai fazê-lo mais feliz naquele momento e isso, por sua vez, vai facilitar as coisas para você.

Ou digamos que já é tarde e sua filha de 10 anos ainda não estudou piano. Você sabe que ela está cansada e que vai achar ruim e arranjar desculpas quando você tocar no assunto. Você também está cansada e sem coragem de se dar a mais esse trabalho. Então, a opção mais fácil é deixar que ela vá para a cama e pronto.

Em cada uma dessas situações, é óbvio qual é a escolha certa. Não é esse o problema. Sabemos o que *teríamos* que fazer. O problema é fazer. Infelizmente, neste caso, não há alternativa. O fato é o seguinte: criar os filhos é um trabalho mais difícil do que qualquer outro que se possa ter na vida.

Mas é mais fácil reunir a coragem necessária se, em vez de se perder na confusão de informações contraditórias, você seguir uma estratégia que lhe dê a certeza de que está fazendo o que é certo para chegar ao resultado desejado.

Além disso, o esforço diminui quando se transforma em hábito. Se você começar a usar os princípios deste livro enquanto seu filho é bem pequeno e persistir na sua aplicação, mais cedo ou mais tarde eles serão uma segunda natureza para você e para seu filho.

Na verdade, criar um filho pode torná-lo uma pessoa melhor — mais disciplinada, mais compreensiva, mais paciente e, certamente, com mais capacidade de amar.

O objetivo deste livro é lhe dar confiança para cultivar esses hábitos no seu filho e em si mesmo, à luz do fato de que *não é tão complicado assim*.

REGRA NÚMERO UM

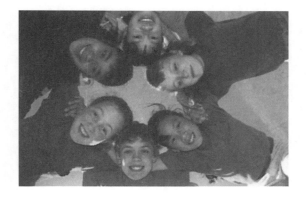

Só Diga o que For de Verdade

"Não, não". Mil vezes "não"

Não há nada mais simples: quando você diz "não" — o que é preciso fazer muitas vezes quando se cria um filho — tem que ser de verdade. Para deixar claro que é de verdade, basta pôr em prática o que disse. Agora. Imediatamente. Não amanhã ou quando chegar em casa. Agora. Nada de pigarrear, nada de hesitar, nada de evasivas nem de lugares-comuns, nada de gracejos nem de enrolação. Agora. Neste instante. Esse é o único jeito de a criança aprender o que é um comportamento aceitável e o que não é.

Se a sua filhinha de 3 anos agarrar uma caixa de sucrilhos no supermercado, diga a ela que "não" e peça que ponha de volta na prateleira. Se ela se recusar, pegue a caixa da mão dela e ponha de volta na prateleira, fazendo com que ela entenda que, chegando em casa, vai receber um castigo adequado pela desobediência.

Se ela resolver ter um acesso de birra e mau humor, diga-lhe para parar. Se ela se recusar, tire-a dali, leve-a para casa e dê-lhe um castigo mais severo.

O mau comportamento de uma criança é como um peixinho dourado: ele vai ocupar todo o espaço que você lhe der. Mas se você usar coerência, gentileza e firmeza, não vai ter problemas. *Não é tão complicado assim.*

Como você se atreve a deixar que seu filho a desrespeite?

Se não seguir com coerência esta regra simples, você vai perder o respeito do seu filho. Poucas coisas são mais feias do que isso. Você vai perder o respeito do seu filho porque ele vai perceber que papai não cumpre suas ameaças ou que mamãe não impõe a sua autoridade — em suma, que o que os seus pais dizem não é de verdade.

Mamãe diz: "Pare com isso." O garoto de 4 anos desobedece alegremente, sabendo, por experiência, que mamãe não vai fazer com que ele cumpra essa ordem.

Mamãe diz: "Pare com isso, senão..." A criança continua a se comportar mal, sabendo que a ameaça é vazia.

Mamãe diz: "Eu disse para parar com isso. É sério." A criança dá uma olhada e, satisfeita, faz outra vez o que está fazendo.

Mamãe fica mais específica: "Pare com isso ou eu vou tirar os seus brinquedos." A criança não liga, pois o passado lhe garante que essa ameaça também é vazia.

Que cena frustrante de se ver, especialmente sendo tão fácil evitá-la!

Você está trazendo a infelicidade para seu filho e para si mesma

A ironia é que, como você, a criança também não gosta dessa dança. É desconcertante descobrir que não dá para confiar nos próprios pais, que eles são mentirosos.

Quando você observar uma criança sendo insolente com os pais, preste atenção e vai perceber a raiva pulsando entre as emoções do momento: essa raiva vem do fato de que foi negado à criança seu senso fundamental de segurança. *Se, quando se trata de me controlar, mamãe diz coisas que não são de verdade, como vou acreditar nas outras coisas que ela diz?* É assim que a criança pensa. *Se ela não tem coragem para exigir que eu me comporte bem, como vou saber se ela vai ter coragem para me proteger?*

Seu filho depende de você para aprender a seguir pela perigosa estrada da vida. Ele precisa saber que você não vai deixar que ele role pelo barranco.

Se ele perceber que você não consegue controlar um garotinho como ele, como vai saber se você tem alguma chance com os caras durões do apavorante mundo lá fora? Quem vai protegê-lo e lhe mostrar o caminho? Não você, com certeza. Você se revelou inadequada. Pelo visto, ele vai ter que se virar sozinho.

Que golpe para uma criança! Não é à toa que ele está com raiva.

E não é à toa que ele vai aproveitar todas as oportunidades de descarregá-la em você. Sempre que tiver uma chance de desafiá-la, ele o fará de maneira calculada a lhe causar o máximo de humilhação. Já que você não lhe proporciona a segurança de que ele precisa, ele vai arranjar um pouco de consolo despejando a raiva em você.

É nisso que o comportamento dele se transformou: diversão. Depois de algum tempo, o que ele faz se desvincula da questão do momento: brinquedos, não querer ir para a cama, provocar a irmã. Agora ele faz o que faz pelo simples prazer de irritá-la e de provar uma vez mais que você é uma covarde moral.

Logo que puder, ele vai arranjar outra confusão para repetir sua dose de diversão.

Doloroso de ver

Na minha frente, na fila do supermercado, um pai lê o jornal enquanto sua filha de 3 anos se contorce no carrinho de compras. Os pés sapateiam no carrinho, os lábios fechados emitem uma canção, os olhos perambulam em busca de algum escape para o tédio. Um *display*, que está ao alcance de sua mão, lhe chama a atenção.

"Papai", diz ela.

"O quê?"

"Eu quero chiclete."

"Nada de chiclete." Ele não tira os olhos de sua leitura.

A falta de atenção a aborrece. Ela estende o pé e bate no jornal. Um sorriso radiante lhe ilumina o rosto. Ele afasta o jornal, recusando-se ainda a olhá-la nos olhos.

"Papai", diz ela de novo.

"O quê?" Agora há irritação na voz dele. Mesmo assim, ela não mostra nenhum indício de estar intimidada.

"Quando *vamos embora*? Eu quero *ir embora!*"

"Logo", diz ele, ainda absorto na leitura.

"Mas eu quero ir *agora!*"

"Sinto muito. Tem que esperar na fila." Ele vira uma página e ela observa, avaliando a situação. De repente, percebe o meu olhar. Franze a testa e faz beicinho. *Como ele ousa me tratar assim?* É isso o que diz a sua expressão.

Esticando-se, ela começa a pegar pacotes de chiclete e a jogá-los no carrinho. Depois do quinto pacote, o pai não tem mais escolha: é obrigado a erguer os olhos.

"Pare com isso", diz ele.

"Precisamos de chiclete", diz ela casualmente, jogando mais pacotes no carrinho.

"Eu disse 'pare com isso'." Ele fecha o jornal, numa tentativa de mostrar que está falando a sério. Tarde demais.

Ela franze o nariz e lhe mostra a língua. Depois olha para mim, achando que conquistou a minha admiração por sua audácia. Mas eu ainda não me recuperei do choque.

Felizmente, ele não bate nela. Mas também não faz nada de construtivo.

"Pare com isso", diz ele outra vez; sua impotência parece agora tão evidente quanto a barba por fazer.

A menina levanta ainda mais o nariz e joga mais uns pacotes no carrinho.

Pai e filha ficam se olhando num impasse, até que chega a hora de papai passar pelo caixa. E lá vai ele, levando a filha para longe do chiclete. Enquanto ele pega os produtos do carrinho para colocá-los na esteira, ela o observa atentamente, aguardando a sua vez.

Quando tudo já está sobre a esteira, ele junta os pacotes de chiclete do carrinho e começa a repô-los no *display*. Era isso mesmo que ela estava esperando.

"Chiclete!", ela grita. "Eu quero CHICLETE!"

"Não", diz ele calmamente.

"CHICLETE, CHICLETE, CHICLETE, CHICLETE..."

A cantilena vai ficando cada vez mais alta e o desespero dele cada vez maior, até que, com um gesto furtivo, ele deixa o último pacote cair na esteira entre as outras compras. Então se afasta, como se o chiclete tivesse caído do céu. Ela se cala imediatamente e aprova esse desenlace com um pequeno gesto de cabeça.

Alguns minutos mais tarde, depois de pagar minhas compras, paro para ajeitar a carteira no bolso e vejo pai e filha saindo pela porta de vidro em direção ao estacionamento. Eles param na calçada. O pai tira alguma coisa de uma das sacolas. Estico o pescoço e vejo que ele está dando um chiclete à menina, que dobra a barrinha e a enfia na boca. Nesse momento, ela me vê através do vidro e me dá um grande sorriso.

É culpa sua

Obviamente, o problema não era o chiclete. Ele veio de lucro, já que a garotinha queria mesmo era reafirmar sua autoridade moral sobre o pai. Ela o tinha deixado em apuros, uma maneira divertida de passar alguns momentos, que de outra forma seriam muito chatos.

Vamos reconhecer o óbvio: não há desculpa para deixar que as coisas se deteriorem a ponto de nos deixar com vergonha de nós mesmos como pais. Especialmente porque basta dizer "não", mas de verdade.

Não é tão complicado assim.

REGRA NÚMERO DOIS

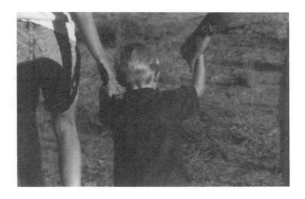

Nunca Bata no Seu Filho

O mais estúpido dos provérbios

E o vencedor é: "Chinelo poupado, filho estragado." Que bobagem. Esse é um daqueles clichês ignorantes e sem lógica a que pessoas preguiçosas recorrem em vez de assumir a responsabilidade de pensar por si mesmas. A dor desnecessária e o dano psicológico, infligidos por pessoas que agem segundo esse tipo de clichê, são trágicos.

Então, moral da história: a menos que você queira ensinar ao seu filho que é certo o mais forte machucar fisicamente o mais fraco, não há uma razão legítima para bater nele. *Não é tão complicado assim.*

A emoção ameaçadora

Dezenove vezes entre vinte, o castigo físico não é infligido como resultado de uma avaliação calma e racional por parte dos pais, mas porque eles estão com raiva e querem descarregar. Só por isso. Então, a linha entre castigo corporal e abuso é muito tênue.

No calor da hora, que é quando o castigo físico geralmente acontece, um espancamento nada mais é do que a vontade de descarregar a raiva batendo em alguma coisa. No fundo, é um ato egoísta da mãe ou do pai e não, definitivamente, um recurso legítimo para a educação dos filhos.

Afinal, quem é que manda?

Mas, dizem alguns, os pais têm que mostrar à criança quem é que manda. Papo furado. É óbvio quem é que manda. Você é mais velho, maior. Você tem controle sobre todos os aspectos da vida do seu filho. Você estabelece a hora de ele se levantar, de ir para a escola, de ir dormir. Ele depende de você para comer e para se vestir.

É claro que é você quem manda. Talvez, na sua mente insegura, *você* precise comprovar esse fato batendo nele, mas ele não precisa disso.

A brutalidade do pensamento confuso

Antes de resolver espancar o filho mais uma vez, pare e pense. O que, exatamente, você pretende conseguir?

Alguns dizem que pretendem ensinar a diferença entre o certo e o errado. Mas isso não faz sentido. Se uma criança não sabe a diferença entre o certo e o errado, que direito tem você de puni-la? Punir não é ensinar, é impor. A punição só faz sentido quando ela *sabe* a diferença entre o certo e o errado — e escolhe agir do modo errado. Neste caso, na sua melhor forma, a punição é apenas um sistema disciplinar artificial, útil até a criança desenvolver a própria autodisciplina.

O ensinamento deve vir antes da punição. Assim, a ordem correta é a seguinte:

1. Certifique-se de que seu filho entendeu que agiu de maneira inaceitável. A palavra "não" e a voz severa são recursos indispensáveis para se conseguir tal coisa. A meta é simples: fazê-lo entender o que é que você quer que ele faça ou pare de fazer.
2. Quando essa comunicação é feita e, mesmo assim, seu filho resolve desafiá-lo, *então* cabe uma punição.

Métodos apropriados

A chave para o castigo eficaz é a negação de privilégios. É assim que funciona na vida real.

- Quem não tem uma alimentação saudável fica doente e não pode mais comer guloseimas.
- Quando enrolamos e ficamos com o trabalho atrasado, não dá para ir jogar tênis.
- Se formos indelicados com os nossos amigos, eles não vão mais querer a nossa companhia.
- Quem não paga suas contas perde o privilégio de administrar as próprias finanças.
- Quem não consegue deixar de agir de forma nociva para os outros perde a liberdade.

Para preparar nossos filhos para esse sistema, temos que impor um código de conduta semelhante na nossa casa. O truque é combinar o delito e a punição de uma forma que reflita a realidade que seu filho vai enfrentar no mundo adulto.

Por exemplo:

- Se o seu filho não comer o brócoli, não vai poder comer bolo.
- Se ele não fizer a lição de casa, não vai poder ver televisão.
- Se ele for estúpido com os amigos, não vai poder brincar com eles por um determinado tempo.
- Se gastar dinheiro no momento errado, vai perder o privilégio de escolher no que vai gastar.
- Se não conseguir deixar de agir de maneira a pôr outros em perigo, vai ficar de castigo em casa.

O que governa é a razão e não a força bruta

Não precisamos sondar as complexidades psicológicas do nosso filho para perceber que bater envia a mensagem errada: diz à criança que pelo menos algumas formas de bater são legítimas, que, em certas circunstâncias, é correto o mais forte exercer o seu domínio sobre o mais fraco infligindo-lhe dor.

Essa não é uma lição para ensinar aos nossos filhos, pela simples razão de que as nossas leis e a nossa sociedade alimentam a convicção oposta: a razão e a justiça governam, não a força bruta.

Não é preciso ser gênio para perceber que bater nos filhos perpetua essa prática, que vai passando de uma geração para a outra. São os que sofrem abuso — devido ao hábito ou a represália feita de maneira errada — que têm mais probabilidade de abusar dos próprios filhos.

É trágico e assustador, *mas não é tão complicado assim*.

O nosso dever é romper a corrente.

Quem bate também se machuca

Na seção de utilidades domésticas do supermercado eu converso com uma jovem mãe. Seu filho de 1 ano está sentado na cadeirinha do carrinho de compras. Ela e eu tentamos juntar nossos conhecimentos para descobrir como funciona um processador de alimentos exposto na prateleira do meio.

De sua cadeirinha, o garoto estica o braço até a prateleira de cima e puxa um medidor de vidro, gostando do contato da mãozinha com a asa fina e lisinha do medidor.

A mãe percebe o que ele está fazendo e pega a xícara da mão dele, dizendo delicadamente: "Não, não. Não pode pegar." Ela recoloca a xícara na prateleira e volta a prestar atenção no processador.

O garotinho franze a testa diante desse desrespeito à sua liberdade e aperta os olhos para mim, como se dissesse: *Dá para acreditar no que ela fez?* Com isso, estica o braço e torna a pegar o medidor.

A mãe percebe, pega o medidor para recolocá-lo na prateleira e repete na mesma voz delicada: "Não, não. Não é para pegar."

Agora ele está zangado. Antes que ela tenha tempo para se ocupar de outra coisa, ele pega o medidor da prateleira, fazendo questão que ela veja e olhando-a diretamente nos olhos. É um inequívoco desafio.

"Não, não", repete ela como uma boneca falante. "Não pode pegar." Mais uma vez ela pega o medidor da mão dele e o devolve à prateleira. E, é claro, mais uma vez ele o agarra. Quando ela estende a mão para pegar o medidor, ele se afasta desafiadoramente.

"Não!", ele grita, franzindo a testa e cerrando os dentes.

Aqui, a mãe delicada cede à pressão. Ela agarra a xícara e dá um sonoro tapa na mão dele. Por um centésimo de segundo, ele fica perplexo. E então começa a gritar. Empurrando o carrinho em direção à caixa, a mãe diz em voz tão alta que eu escuto com clareza, apesar dos gritos dele: "Você mereceu."

Sem dúvida ela está tentando convencer a si mesma e a mim também.

Declive escorregadio

Não haveria necessidade alguma dessa mãe recorrer à dor física se tivesse agido com lógica e sensatez. Em vez disso, ela deixou que a situação saísse do seu controle. Não foi só o garoto que perdeu a calma, mas ela também.

Eu me arrisco a dizer que esse padrão se repete em quase todas as ocasiões em que os pais recorrem à punição física: eles perdem o controle sobre o filho — e sobre eles próprios.

Isso não precisa acontecer. No incidente que acabei de descrever, quando a criança pegou o medidor pela primeira vez, é provável que não soubesse que estava fazendo algo errado. E talvez ainda tivesse dúvidas na segunda vez. Em ambas as ocasiões, a mãe agiu corretamente, com sua voz delicada e o uso claro da palavra "não".

Mas, depois da terceira vez, não havia mais dúvidas. A linha divisória entre certo e errado tinha sido nitidamente comunicada ao menino. Daí em diante, ele partiu para o desafio.

Era o momento de iniciar uma punição adequada. Neste caso, duas medidas deveriam ter sido tomadas imediatamente:

1. A mãe deveria ter mudado seu tom de voz. Uma inflexão delicada é perfeita para ensinar. Mas não funciona para aplicar um castigo. Ela deveria olhar o menino nos olhos e, pela expressão e pelo tom de voz, deixar inequivocamente claro que ela estava triste com ele. A sua insatisfação já teria sido um castigo.

2. A mãe deveria, também, ter tirado o carrinho dali, para que a criança não pudesse mais alcançar o medidor. Isso também teria sido um bom castigo — isto é, impedi-lo de continuar teimando.

Se, neste ponto, ele tivesse uma crise de birra e mau humor, a mãe deveria manter com calma a sua atitude e tirá-lo daquele lugar — da loja, se necessário. Essa era a única coisa a fazer. Mais cedo ou mais tarde, quando percebesse que a situação era definitiva, ele teria que ceder. Essa seria a sua única escolha. Essa é a chave: você precisa ficar firme até ele perceber que o seu acesso de raiva não vai lhe trazer nenhuma vantagem. Não que isso seja bonito, mas às vezes é inevitável quando se cria um filho. E acredite que, se você não tomar cuidado agora, depois vai ficar mais feio ainda.

Não é tão complicado assim.

REGRA NÚMERO TRÊS

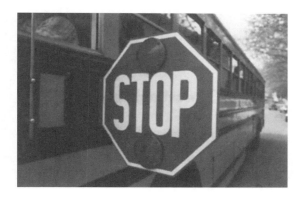

Não Force o Seu Filho a Tomar Decisões de Adulto

Conhecimento agora, escolhas depois

Hoje em dia, discute-se muito se a criança deve ou não ter escolha em questões de comportamento ou se devemos, simplesmente, impor-lhe a nossa vontade como pais. É tudo muito bonito. Só que não leva a lugar nenhum.

O fato é que crianças pequenas ainda não entendem o certo e o errado e nem conseguem antecipar as conseqüências de suas ações. Não faz sentido forçá-las a tomar decisões que envolvam o conhecimento desses fatores. Isso pode ser até muito cruel.

Fornos quentes morais

Como pais de bebês e crianças pequenas, passamos muito tempo afastando-os do perigo físico. Eles ainda não sabem que, se mexerem no forno quente, podem se queimar. E que, se engolirem o bonequinho, vão engasgar. Ou que, se subirem na janela do quarto andar, podem cair e morrer.

Então, nós, que sabemos dessas coisas, impomos a nossa vontade à criança. Nós não lhe damos escolha, pela simples razão de que ela ainda não tem capacidade de fazer uma escolha informada por si mesma.

Esse é o nosso dever de pais. Se agirmos de outra maneira — deixando simplesmente que ela mexa no forno quente para aprender do jeito mais difícil — seremos culpados de abuso infantil.

Na esfera do comportamento, o mesmo princípio se aplica. Pense nisso. Será que faz sentido dar-lhe uma escolha moral se ela ainda não é capaz de avaliar suas ramificações?

Quem quer ser egoísta?

No departamento de artigos eletrônicos do supermercado, eu procuro uma bateria para a minha câmera — o único tipo que eles não têm — quando, do outro lado do corredor, começa a se desenrolar um drama entre um garoto de 4 anos e sua mãe. Ela examina a prateleira de CDs enquanto o filho procura alguma coisa interessante. E acha.

"Mamãe!", diz o menino. "Olha!"

A mãe olha para onde o menino está apontando.

"Pernalonga!", grita o menino. E tira um DVD *Space Jam* da prateleira. "E o Michael Jordan!"

"Estou vendo", diz a mãe. "Que legal!"

O menino examina a capa do DVD por um momento e depois olha para a mãe: "Eu quero ele!"

"Sinto muito", diz a mãe.

"Mas eu quero."

"Não dá para comprar. Sinto muito."

"Por que não? Eu quero."

"Porque custa quinze dólares e não temos quinze dólares."

O garoto franze o rosto e pondera a questão por um instante. Ele não está convencido.

A mãe termina o que está fazendo. "Pronto. Vamos."

Ela já está indo embora quando percebe que o garoto ainda está no mesmo lugar, segurando o DVD com a mãozinha apertada. Ele é o primeiro a falar.

"Eu quero."

A mãe mantém a calma. Ela balança a cabeça e diz com a voz calma: "Desculpe, mas não dá. Então, por favor, ponha de volta onde estava."

Ela faz menção de ir embora. Mas ele fica parado, segurando o DVD com as duas mãos. Ela avalia a situação, considerando suas opções. Finalmente, faz uma escolha: uma má escolha.

"Você quer pôr o filme de volta?", pergunta.

Ah, a loucura disso tudo

Ela que me desculpe, mas que coisa idiota de dizer. É claro que ele não quer pôr o filme de volta, já que passou o último minuto concentrando todos os seus esforços para comunicar, verbalmente e fisicamente, essa idéia.

Este não é o momento de oferecer opções à criança. É o momento de agir.

A mãe conhece todos os motivos, financeiros ou não, que a impedem de comprar o DVD para o filho. Ele, pelo contrário, ainda não consegue entender esses motivos e nem avaliar suas ramificações.

Neste caso, é evidente qual é o procedimento mais lógico:

1. Tirar o DVD da mão da criança.
2. Devolvê-lo à prateleira.
3. Tirar fisicamente a criança das proximidades e, se preciso, da loja.
4. Aplicar um castigo pela desobediência.
5. Mais tarde, quando tudo se acalmar, explicar a ela, do melhor modo possível, a realidade da vida, das finanças e dos orçamentos, que inviabiliza a compra do DVD.

O que é paciência para um pode ser injustiça para outro

A estratégia de oferecer opções de comportamento a uma criança é ainda mais irritante quando, como acontece muitas vezes, acaba invadindo os direitos de outra pessoa.

Um jovem pai e suas duas filhas, de 3 e 5 anos, estão sentados em um banco perto da porta do supermercado, esperando, talvez, que a mãe traga o carro. Enquanto o pai fica olhando pela porta de vidro, atento ao estacionamento, as meninas brincam com seus bonecos de *Halloween*, ainda na caixa. A de 3 anos tem uma bruxa e a de 5 anos um fantasma.

As duas estão satisfeitas com os respectivos bonecos até que a mais nova descobre um botão no seu que, pressionado, produz uma risada engraçada de bruxa. As duas meninas ficam surpresas e encantadas com a descoberta. A mais nova aperta de novo o botão e de novo se ouve a risada. As duas riem.

A de 5 anos se põe a procurar um botão no seu fantasma. E encontra. Ela o pressiona, os olhos arregalados de tanta expectativa, mas um breve "Buu" sem graça lhe causa uma grande decepção.

As duas meninas apertam seus botões, uma de cada vez. Não há dúvida: a risada é legal e o "buu" é um fracasso. Quando esse fato se torna claro, a menina mais velha faz o que tiranos de todas as idades têm feito desde o começo da história. Ela simplesmente se apropria da bruxa, dando o fantasma para a irmãzinha. É claro que a irmãzinha começa a chorar, o que arrasta o relutante pai para a questão. Mas, em vez de agir com justiça, ele dá uma opção à mais velha.

"Melissa", diz ele. "Você não quer devolver a bruxa para a Mary?"

Melissa pressiona outra vez o botão da risada. Mary chora ainda mais.

"Melissa", tenta de novo o pai: "Você não quer que sua irmã fique triste, quer?"

É claro que Melissa continua a pressionar o botão da risada. Mary agora está se sacudindo de tanto soluçar.

"Melissa, você não acha que deve devolver a boneca para Mary?", repete o pai.

Dois erros são dois erros

A lição que o pai procura ensinar a Melissa é uma faca de dois gumes: a única coisa que Mary aprende com isso é que seu pai permite que um estado de injustiça dure mais do que o necessário. É claro que Melissa tem seus direitos. Mas não quando tripudia em cima de alguém menor do que ela.

Este não é o momento para discursos racionais, já que outra pessoa sofre enquanto Melissa pensa no que fez. O discurso racional vem depois. No momento, a justiça deve ser rápida e certeira. Ou seja:

O pai para Melissa, de forma clara: "Pegar uma coisa que não é sua é inaceitável. Devolva a boneca para a Mary imediatamente!"

Se Melissa hesitar, o pai deve pegar a bruxa de sua mão, dá-la a Mary e castigar Melissa, talvez privando-a do fantasminha por um tempo determinado: "Já que você não consegue brincar sem egoísmo, vai perder o privilégio de brincar."

Então o pai deve guardar o fantasminha até Melissa mostrar que está com remorso e disposta a pedir desculpas sinceras a Mary.

Mais tarde, passado o calor do momento, é hora de explicar a situação.

"Melissa, eu quero que você entenda o que aconteceu hoje à tarde. Você agiu de um jeito muito egoísta quando pegou a boneca da Mary e a deixou muito triste. Você não gostaria que alguém fizesse a mesma coisa com você. Foi por isso que ficou de castigo. Não deixe acontecer de novo."

Crianças pequenas não têm capacidade de fazer escolhas morais. É preciso que você lhes *diga* o que é certo e o que é errado. Elas precisam saber que, se agirem errado, serão castigadas com certeza. É esse o dever dos pais. Cumpra-o. Não abdique dele, deixando a responsabilidade para quem não está qualificado.

Castigue o seu filho, não os seus amigos

Se, alguma vez, você e seu filho forem me visitar, quero lhe pedir uma coisa. Digamos que chegou a hora de ir embora e o seu filho não quer nem saber disso. E não é à toa, já que ele está se divertindo muito brincando com o meu filho. Mas é tarde, você está cansado e, o que é mais importante, percebe que minha mulher e eu também estamos.

Pelo amor de Deus, não comece a negociar com o seu filho nessa hora. Não pergunte a ele: "Você quer vestir o casaco para a gente poder ir embora?" É claro que ele não quer. É claro que ele vai encontrar todas as desculpas para não fazer o que você pediu.

Sua responsabilidade, para com você mesmo, para comigo, para com a minha mulher e para com o seu filho não é perguntar, mas comunicar: "Vista o casaco. Está na hora de ir."

"Mas, papai", diz ele. "Eu não quero ir. Bem agora que a gente começou a se divertir!"

Você diz: "Eu entendo. Mas agora não dá para ficar mais. Vista o casaco, por favor."

Se ele se recusar, você tem que ser firme. Pegue o seu filho no colo, ponha o casaco nas costas dele e leve-o para o carro. A caminho de casa, explique a situação *e* o castigo.

"Quando eu lhe peço para fazer alguma coisa, você faz e pronto. Senão, vai sofrer as conseqüências. Eu sou seu pai. Como pai, é meu dever mostrar a você como agir.

"A situação era a seguinte: nossos amigos estavam cansados. Eles queriam que a gente fosse embora. É por isso que saímos naquela hora. Ficar mais tempo teria sido uma indelicadeza."

Em qualquer situação é ruim oferecer à criança opções inadequadas. Mas é ainda pior quando se faz isso à custa dos amigos.

Não é tão complicado assim.

REGRA NÚMERO QUATRO

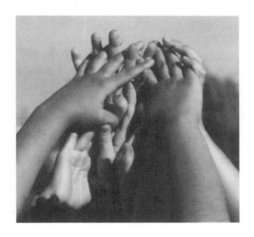

Nunca Guarde Ressentimentos

Desculpe, mas os bons tempos acabaram

O sucesso na criação dos filhos depende, em grande parte, do controle das emoções. A sua vontade e as suas paixões geralmente o arrastam numa direção contrária aos interesses do seu filho.

Digamos que a sua filhinha quebra a molheira da sua tataravó. Sua reação natural é gritar e derramar lágrimas histéricas.

Desculpe. Você não pode fazer isso. É até bom mostrar que ficou aborrecida, mas num contexto em que consiga manter a racionalidade.

Lembre-se que, agora, sua principal responsabilidade na vida é aplicar um castigo razoável e justo, que ensine à sua filha a lição correta. Nesse caso, ela precisa aprender a ter mais cuidado com as coisas dos outros.

Gritar e ficar histérica não vai resolver a questão. Só vai deixar a sua filha confusa e com medo.

Isso pode não parecer justo para você. Você está magoada e com raiva. Será que não tem o direito de expressar honestamente suas emoções? *Não*, você *não* tem esse direito. Essa é a questão.

Criar um filho é auto-sacrifício: sacrifício do seu tempo, do seu dinheiro e das suas emoções. Você não pode mais sair todas as noites para dançar, como era o seu costume — seu filho precisa de você em casa. Você não pode comprar todas as novidades que vê na revista — tem que economizar para pagar a escola do seu filho. Você não pode comprar aquele carro esporte que está cobiçando — ele não tem espaço no banco de trás para uma cadeirinha.

E o mais triste é que você não tem mais o direito de levar a sua raiva para um passeio sempre que ela olhar para você com a coleira na boca. Isso porque o seu filho não é um adulto e não entende o que significa essa raiva.

Se quer que o seu filho aprenda a não ser um ignorante, você não pode estragar tudo agindo como um ignorante.

Não é tão complicado assim.

Raiva gostosa, deliciosa

De vez em quando, a raiva precisa ser extravasada. Senão, explodimos em bilhões de pedaços. O problema é que é fácil usá-la com o propósito egoísta de ceder ao calor gostoso da indignação justificada. E quando nos deixamos levar, costumamos abusar de qualquer direito que possamos ter, simplesmente porque é gostoso.

Não tenho idéia do que fez a menininha de 4 ou 5 anos que estava na fila do supermercado. Mas sei que a mãe dela estava disposta a deixá-la sentir-se cada vez mais culpada.

"Desculpe, mamãe", ela repetia, segurando com força a barra do casaco da mãe e olhando para o rosto tenso da mãe, na esperança de que suas feições se suavizassem um pouco.

A mãe nem mesmo olhava a menina nos olhos: estava fuzilando e ia levar aquilo até o fim. E assim fez, durante os dez minutos que eu esperei na fila. Quando saí da loja, ainda ouvia os soluços da menina. Não sei qual tinha sido a ofensa, mas não tenho dúvidas quanto ao efeito que a raiva da mãe teve sobre a pobre garota: ela estava desesperada.

A mãe estava tratando uma criança de 4 anos como se fosse um adulto: esse era o absurdo fundamental da situação.

Talvez faça sentido ficar ressentido com alguém que nos fez algum mal, alguém que tem a capacidade de remediar esse mal mas não quer. Mas uma criança de 4 anos *não* tem essa capacidade. Quando fica confusa, ela precisa que *você* lhe mostre o caminho, que lhe ensine não apenas o certo e o errado, mas o que fazer. Demonstrar sua raiva antes que a criança tenha sido capaz de absorver essas questões é injusto.

Como mãe, você tem poder sobre os termos do perdão. Negar a ela esse perdão é cruel.

Temos sempre que fazer de tudo para não esquecer que o cérebro das crianças não é sofisticado, que elas percebem as coisas em termos muito simples. Um adulto que tem uma discussão com a mulher, sabe identificar e compreender a raiva passageira. Assim, ele pode até se sentir muito mal enquanto dura o atrito, mas se consola sabendo que há uma base de amor que não foi danificada.

Mas a menininha do supermercado não tinha essa compreensão. Ela estava desesperada porque lhe parecia que o amor da mãe estava em jogo. Com simplicidade, ela estava pensando: *Mamãe não me ama mais*. Será que essa experiência pode ensinar *alguma* lição razoável a uma criança?

Como vamos ver em outra parte deste livro, além de amar o seu filho incondicionalmente, você precisa fazer com que ele *saiba* disso. Você pode não gostar do comportamento dele, pode até ficar com raiva por ele ter agido com egoísmo e falta de gentileza, mas esses lapsos *não* afetam o seu amor por ele.

Mas como ele vai saber disso se você insiste nesse prazer egoísta de guardar ressentimentos?

O jeito certo

Então, o que fazer quando o seu filho se comporta mal ou age de maneira egoísta e nada gentil?

1. Faça-o parar.
2. Escolha um castigo apropriado.
3. Execute o castigo.
4. Perdoe-o.
5. Diga a ele que, embora você não esteja feliz com o comportamento dele, você o ama mais do que nunca.

Aplicar um castigo não é incompatível com uma expressão de amor: na verdade, uma coisa deve sempre acompanhar a outra. Essa é a chave para criar bem os filhos: o equilíbrio entre coerência firme e afeição irrestrita. A primeira se concentra exclusivamente no mau comportamento em questão. A última é a confirmação da natureza inalterável do seu amor pelo seu filho, um amor que dura até a morte. Mesmo que antes venha o patíbulo.

Não é a chave para uma vida feliz

Além da terrível insegurança que é gerada quando você se recusa a perdoar o seu filho, isso lhe ensina lições mais importantes. Como ele tende a copiar o seu comportamento, ensiná-lo a guardar ressentimentos é *não* favorecer os hábitos de uma vida gratificante, pela simples razão de que ficar com raiva é, por definição, ficar infeliz. *Não é tão complicado assim.*

Nós somos magoados, repetidas vezes, pela insensibilidade, pelas tolices e pela crueldade declarada dos outros: esse é um fato da vida. Os seres humanos são terrivelmente imperfeitos e, na medida em que nos relacionamos com eles, é grande a probabilidade de sofrer. Dado esse fato, como viver de modo a minimizar o impacto? Será que a solução é cultivar a raiva para que ela dure o máximo possível, fazendo com que os ácidos do estômago espumem e a pressão sangüínea chegue ao pico?

Ou devemos perdoar e esquecer, buscando sempre que possível a justiça, mas reconhecendo que a injustiça é um fato da vida e que muitas vezes é melhor aceitar esse fato e seguir em frente?

Advogados vêem esse tipo de coisa todos os dias. O sistema legal está saturado de embates de rancor de litigantes que não conseguem deixar a raiva de lado:

- comerciantes que preferem levar seus estabelecimentos à ruína financeira — embora tenham dedicado a eles uma vida de trabalho — a perdoar as supostas injustiças dos antigos sócios.
- proprietários que se arriscam a perder a casa de seus sonhos porque fazem questão de processar os vendedores por causa de um conserto de 50 dólares que tem que ser feito na churrasqueira.
- clientes que sacrificam dezenas de milhares de dólares com honorários de advogados em divórcios litigiosos, não com algum propósito produtivo, mas apenas como vingança contra o marido ou a mulher que os decepcionou.

É claro que alguns litigantes são pessoas corajosas que buscam a justiça pelos motivos certos, a um grande custo pessoal. Mas, em geral, são pessoas tão obcecadas por injúrias, reais ou imaginárias, que perdem o bom senso na análise do custo-benefício. Elas têm que perguntar a si mesmas: *será que vale a pena, a longo prazo, manter esta raiva em tal intensidade?*

Eu não preciso da ajuda de Freud para imaginar aquela garotinha do supermercado — daqui a vinte anos — escolhendo o caminho mais difícil para se divorciar.

Olhe bem para si mesmo

Há uma outra razão para não se passar tanto tempo alimentando ressentimentos. Na maior parte das vezes, a raiva não é totalmente justificada pelas circunstâncias que a provocaram, ainda mais no trato com os filhos.

Dois anos praticando advocacia são suficientes para perceber que, com raras exceções, os *dois* lados são responsáveis pelo conflito. É só no mundo da má ficção que os personagens são inteiramente bons ou inteiramente maus. Na vida real, as pessoas são invariavelmente uma mistura das duas coisas. A lição é óbvia: quando ficar furioso com alguma coisa, olhe primeiro no espelho. Você tem certeza absoluta de que não contribuiu para a situação? Para ser franco, há pouca chance de você estar isento de culpa.

Esta é uma pergunta sutil e difícil, principalmente no calor da hora, mas que tem que ser feita: *Como eu contribuí para esta confusão?* É uma pergunta difícil, sim, mas olhar honestamente para nós mesmos é o que mais importa, não é? E é isso que queremos ensinar ao nosso filho: que, por mais difícil que seja, ele se esforce para se tornar um ser humano melhor.

Eu não conheço os fatos, mas posso imaginar uma história em que aquela mãe, tão inflexível em sua recusa a perdoar a filha, tem sua parcela de culpa na questão que houve entre elas.

Quando se trata de uma criança de 4 anos, é preciso saber se ela entendeu que fez alguma coisa proibida. Talvez tenha cometido um grave pecado, mas pode ser também que a mãe estivesse descarregando seu dia ruim no alvo que tinha à mão.

Você também vai fazer isso. Não se engane. Você vai descarregar a raiva no seu filho, embora ele não mereça. E se você ceder ao prazer egoísta de alimentar ao máximo essa raiva, estará apenas dando a si mesmo uma oportunidade de pôr tudo a perder.

A raiva pode ser muito destrutiva, especialmente quando o seu foco é uma criança sem sofisticação. Para ser um bom pai, você tem que estar sempre vigilante, não apenas quando a raiva surge, mas também enquanto ela dura.

"É assim que eu sou"

"Mas", dirão alguns, "é da minha natureza guardar ressentimentos."

Ficou muito na moda abdicar da responsabilidade pessoal alegando que o nosso caráter fundamental é inalterável. Somos o que somos, sim. Mas somos também aquilo que queremos fazer de nós mesmos. Temos, no mínimo, a responsabilidade de fazer o possível para salvar as crianças de certos hábitos nossos que, como reconhecemos em momentos honestos, frustraram a nossa capacidade de aproveitar a vida ao máximo.

Se você insiste em ser egoísta e autodestrutivo a ponto de guardar ressentimentos, pelo menos dirija-os na direção de outros adultos, não na de seus filhos.

Não é tão complicado assim.

REGRA NÚMERO CINCO

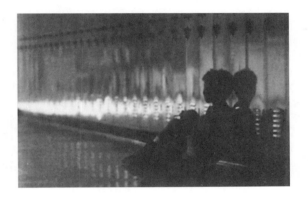

Ameace Apenas com Castigos que Você Possa Aplicar

Outra decisão errada

Na concorrida seção de utilidades domésticas do supermercado, um pai se esforça inutilmente para controlar seus garotos, de 7 e 10 anos. Os meninos brincam freneticamente de pegador, esbarrando nas paredes e nas prateleiras. É óbvio que pouco se importam com o fato de a brincadeira atrapalhar os compradores que se espremem nos corredores cheios de gente.

O pai lhes pede para parar. Eles o ignoram completamente. Ele pede de novo. Outra vez eles o ignoram. Então, ele decide falar a sério: "Eu disse para parar agora mesmo, senão *não* vão ao jogo dos Vikings amanhã. Estou falando sério."

Com isso, consegue a atenção dos meninos. Por pouco tempo. O de 7 anos observa o rosto do de 10, que reflete por alguns instantes e depois balança a cabeça, como se dissesse: "Não ligue para isso." O de 7 anos ri e sai correndo atrás do irmão, com o mesmo entusiasmo de antes.

Uma ameaça vazia

Fora outros problemas óbvios dessa situação entre pai e filhos, fica claro o que estava errado no castigo que o pai escolheu para ameaçar os filhos. Eles sabiam — pelo menos o mais velho sabia — que o pai não o aplicaria.

Entradas para o futebol são caras. Ninguém as sacrifica facilmente, ainda mais no altar de um castigo para os filhos. Além disso, o pai certamente queria ir ao jogo, tanto ou mais do que os meninos. Não era provável que se privasse desse prazer só para ensinar uma lição aos filhos. Os garotos sabiam disso porque *não é tão complicado assim.*

Use o cérebro

A moral é óbvia: pense antes de escolher um castigo para o seu filho. Escolha algo que afete só a ele, sem pegar pessoas inocentes na rede. Porque, se afetar os outros, você vai ter uma enorme dificuldade para aplicar o castigo.

E se resolver levar a questão até o fim, doa a quem doer, a arbitrariedade do seu ato vai ensinar uma péssima lição sobre justiça. Por que os outros têm que ser punidos por algo que nada tem a ver com eles?

Além disso, quando você, o pai, está entre as vítimas periféricas, o que geralmente acontece, há todas as condições para que se crie o tipo de ressentimento que é incompatível com uma boa educação dos filhos. Nesses casos, é fácil culpar as crianças pela sua perda: "Foi por culpa *deles* que *eu* não fui ver o jogo dos Vikings."

Mas, na verdade, não é culpa deles. Foi idéia *sua* escolher esse entre todos os castigos possíveis. Eles se comportaram mal de um modo absolutamente desvinculado do jogo de futebol. Foi *você* que desencadeou esse desastroso processo de causa e efeito.

Castigue o desobediente, não a irmã dele

Os pais precisam ser especialmente sensíveis a esse problema quando se trata de irmãos. Muitas vezes o castigo afeta a todos. Isso é basicamente injusto e favorece o ressentimento.

Assim, a norma é não misturar castigos com atividades em família. Essa proibição inclui a estratégia de excluir o desobediente da atividade, uma estratégia insatisfatória na medida em que a presença dele é necessária para que todos se divirtam. Sua ausência vai criar, no mínimo, um clima negro.

Não estamos lidando com idiotas

A imagem que restou depois do episódio dos meninos e sua brincadeira de pega-pega foi o olhar do mais velho quando o pai fez a ameaça. Enquanto a possibilidade causou preocupação ao mais novo, o mais velho concluiu com confiança, graças à sua história mais longa, que o pai jamais cancelaria a ida ao jogo dos Vikings.

A verdade é que as crianças logo se transformam em especialistas em ler as intenções dos pais. Isso porque sua liberdade e suas recompensas dependem da capacidade de saber quando os pais estão falando sério e quando não estão. É uma questão de sobrevivência. Assim, eles estão sempre rondando o perímetro dos limites familiares, testando a integridade da corrente, procurando o ponto fraco que pode libertá-los. Depois de encontrá-lo, jamais esquecem onde está.

Assim, você precisa fazer o possível para ser consistente ao escolher os castigos e nunca deixar de levá-los até o fim.

É preciso também pensar antes de agir. Não proponha um castigo no calor da hora. Reflita alguns segundos sobre ele e suas ramificações.

Finalmente, seja criterioso na sua escolha. Tenha certeza de que o castigo é adequado à ofensa e que pode ser aplicado.

Saiba voltar atrás

Mas o que fazer quando a sua boca funciona antes do cérebro — acredite, isso vai acontecer — e você acaba fazendo uma ameaça que sabe que não pode levar adiante?

Simplesmente mude o castigo e se explique: "Esperem um pouco. Eu não quero perder o jogo dos Vikings. Não é justo que eu seja punido por uma coisa que vocês fizeram. Então, mudei de idéia. Se não pararem agora mesmo, vai ser uma semana sem refrigerantes e sem sorvete."

Como vamos discutir em detalhes no próximo capítulo, admitir os próprios erros não é desonra alguma.

REGRA NÚMERO SEIS

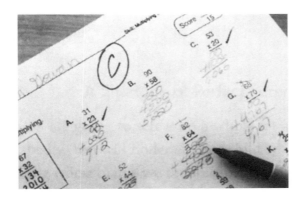

Quando Estiver Errado, Admita

Pais perfeitos estão em falta

Como mãe, você vai fazer muita bobagem. E das grossas. Você vai gritar com a filha só porque ela entrou no seu quarto bem na hora em que você estava nervosa com alguma coisa que nada tinha a ver com ela. Vai culpá-la por acidentes que ela não poderia evitar, só porque está muito irritada e precisa culpar alguém por alguma coisa. Vai acusá-la de mau comportamento sem nenhuma prova substancial além da sua impressão de que ela fez alguma coisa errada. Vai interrompê-la quando ela estiver falando e tiver todo o direito de falar.

Muito mais vezes do que imagina, você vai ouvir aquela vozinha dentro da sua cabeça dizendo: *Eu não acredito que estou fazendo o que estou fazendo*. Mas, mesmo sabendo que está errada, você não vai conseguir parar.

Somos, sem exceção, seres humanos imperfeitos. Ninguém escapa. Isso não significa que não se deve fazer o possível para usar a racionalidade e a autodisciplina no sentido de minimizar a freqüência e a gravidade dos erros que cometemos em relação aos nossos filhos. Mesmo assim, há momentos em que os melhores pais fazem bobagens e tratam mal os filhos.

Peça desculpas: você não tem escolha

O jeito de lidar com isso é um só: admita que você não é perfeito e que cometeu um erro. Em primeiro lugar, admita o fato para você mesmo e, depois, para o seu filho. E peça desculpas a ele.

"Pedir desculpas para o meu filho? Você deve estar brincando! Ele é meu filho. Eu posso rastejar na frente de todos os outros seres humanos do planeta. Mas não na frente dele."

Mas é preciso — desde que você queira criar um filho com auto-estima elevada, com senso de justiça e disposto a mostrar clemência pelos outros. *Não é tão complicado assim.*

"Mas mamãe, eu não perdi!"

Na fila de hoje, minha sorte me pôs bem atrás de uma mãe de meia-idade com o carrinho absolutamente cheio de comida congelada, fluido para lentes de contato, shampoo, luminárias, toalhas, abrigos de moleton, molduras para fotos, esfregões, vassouras e outras coisas. Pendurado na frente do carrinho, já que dentro não há espaço, está o filho de 6 anos.

A mãe está curvada, a cabeça dentro do carrinho, examinando suas compras, aparentemente à procura de alguma coisa.

Finalmente, ela olha para o menino: "Sam, o que você fez com aquele pacote de cuecas de dinossauro?"

Sam olha para ela com olhos inocentes: "Nada."

"Você estava segurando o pacote. O que você fez com ele?"

Sam aperta os lábios e pensa por alguns instantes. "Joguei de volta no carrinho."

"Não pode ser, porque não está aqui."

Ele pensa mais um pouco. Levanta uma sobrancelha. "Joguei, mãe." Balança a cabeça: "Joguei."

"É claro que não. Você deixou numa prateleira qualquer quando estava olhando os brinquedos, não é? E esqueceu lá. Não é?"

Sam pensa. *Será que tudo isso é verdade?* Franze o rosto e pensa com mais concentração.

A mãe pára de vasculhar as compras. "Acho que você vai ter que ficar sem usar cueca três vezes por semana."

"Mas, mamãe, eu joguei de volta no carrinho."

Nesse ponto, a mãe põe as mãos na cintura, assume uma postura melhor-do-que-você e diz muito devagar. "É mesmo? Muito bem, cavalheiro. Então por que não me mostra onde está?"

Sam considera a postura ameaçadora da mãe, o carrinho lotado e a tarefa terrível que tem diante de si.

De repente seus olhos brilham. Ele vai até o carrinho e sua mãozinha desaparece no meio das compras. Daí a pouco reaparece, agarrando as cuecas. Sam levanta o pacote, um dinossauro rosnando na parte de trás de uma cueca com acabamento vermelho.

"Olha aqui", diz ele em triunfo, erguendo ainda mais o pacote. "Está vendo, mãe? Está aqui!"

Foi um momento de alegria.

Mas a mãe continuou imóvel, inabalável na sua rigidez. Seu único movimento foi um piscar de olhos. Finalmente, ela se inclinou, olhou diretamente no rosto de Sam e disse: "Foi pura sorte!"

E voltou a se ocupar das coisas no carrinho, decretando que o episódio tinha terminado.

Sam a observou por um momento com o cenho franzido, na esperança de que ela desse um desfecho mais satisfatório à questão. Finalmente, percebeu que era inútil e, com tristeza, voltou a se pendurar no carrinho.

Um simples pedido de desculpas resolve

Foi de partir o coração ver aquele garoto confuso com os caprichos do poder materno, inseguro quanto ao lugar que a justiça ocupa no mundo. Não precisava ser assim.

Em primeiro lugar, a mãe não deveria ter acusado o filho com evidências tão frágeis. Aposto que ela nunca faria uma sujeira dessas com um adulto. É provável que ela seja uma mãe amorosa, mas isso não significa que, neste caso, seu modo de agir não tenha sido cruel.

Mas vamos lhe dar o direito de cometer um erro. A pergunta é o que ela deveria ter feito quando percebeu que tinha feito papel de boba.

A resposta é clara. Ela deveria ter admitido seu erro e pedido desculpas por ter sido injusta com Sam. Um pouco de humor teria ajudado:

"Está aqui!", diz Sam com entusiasmo. "Está vendo, mãe? Está aqui!" Ele mostra para ela a embalagem de cuecas.

Um sorriso encabulado aparece no rosto da mãe. Seus olhos se arregalam. "Oops", diz ela.

Sam sorri cautelosamente.

"Oops", diz ela outra vez.

"Acho que a mamãe ficou boba."

Sam ri e sua mãe ri junto.

A mãe passa o braço pelo ombro de Sam. "Desculpe. Fui injusta acusando você. Desculpe."

Os olhos de Sam ficam um pouco maiores.

"Sam, todo mundo comete erros. Até as mães. E quando isso acontece, elas têm que admitir o erro e pedir desculpas. Eu devia ter acreditado em você em vez de fazer acusações falsas. Desculpe."

Sam fica radiante. "Tudo bem, mãe."

Ela se abaixa e lhe dá um beijo e um abraço, a que ele corresponde ainda com mais carinho.

Desculpas como um ato de amor

O que foi que aprendeu este Sam, o que existiu apenas em meus sonhos?

Em primeiro lugar, ele recebeu a confirmação de que o seu senso de justiça emergente estava correto. *Sim*, ele teve a oportunidade de pensar: *Eu estava certo e a mamãe errada.*

Em segundo lugar, o episódio elevou sua auto-estima, demonstrando que a justiça também se aplica a um garotinho como ele.

Em terceiro lugar, isso lhe proporcionou um exemplo vivo de que não dói admitir os próprios erros. Mamãe não se magoou nem um pouco. Muito ao contrário, ela conseguiu usar a situação para aproximá-los ainda mais. Com simplicidade — já que é só assim que Sam consegue entender as coisas — o pedido de desculpas foi um ato de amor. Compare isso com o que realmente aconteceu entre Sam e sua mãe, uma experiência que os afastou ainda mais sob todos os aspectos.

Em quarto lugar, o pedido de desculpas aumentou a credibilidade da mãe aos olhos de Sam. É muito mais provável que uma criança aceite o poder que os pais exercem sobre ela se esse poder for exercido com justiça.

Finalmente, o incidente deu a Sam a oportunidade de experimentar a alegria do perdão. Sua mãe lhe deu a oportunidade de ter poder sobre *ela* e, com isso, ele aprendeu que o exercício benevolente desse poder pode ser uma experiência maravilhosa.

Uma oportunidade que vale a pena aproveitar

Por que a mãe de Sam não conseguiu pedir desculpas ao filho, se estava tão claramente errada?

Hoje em dia, para muitas pessoas, pedir desculpas, ainda mais a uma criança, é condenável. Isso fica evidente no trânsito.

Quantas vezes alguém fecha o seu carro e depois fica olhando de cara feia, como se você tivesse feito alguma coisa errada? Quantas vezes algum político, pego com a boca na botija, procura pôr a culpa na mídia? Quantas vezes um jogador, mesmo que seus erros tenham sido mostrados várias vezes em câmera lenta e em rede nacional, culpa o público, o juiz ou os outros jogadores?

Parece que todo mundo esqueceu um fato muito simples: reconhecer a imperfeição não nos torna menos, mas *mais* simpáticos, já que permite aos outros relaxar um pouco, sem tanto medo da sua vez de admitir um erro.

Você não gostaria que alguém, alguma vez, dissesse: "Desculpe, foi bobagem minha"? Pois seus filhos também.

REGRA NÚMERO SETE

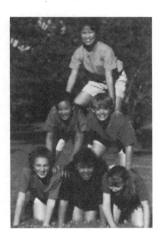

Estruture a Vida do Seu Filho de Maneira que Ele Aprenda a Ser Responsável

O melhor possível

Nascemos num mundo e numa sociedade cujas regras não somos nós que fazemos. Se dependesse de nós, as coisas poderiam ser muito diferentes. Mas não depende e elas não são.

Então, temos duas escolhas. Ou passamos a vida batendo a cabeça contra as paredes de tijolos que nos cercam, ou adquirimos a capacidade que nos permite percorrer os corredores da vida e explorá-la sala a sala.

A segunda escolha é ser "bem-ajustado". A primeira não.

Obviamente, se o que buscamos para nossos filhos é o máximo de felicidade a longo prazo, então temos que orientá-los para a segunda escolha. Assim, é nosso dever ajudá-los a adquirir a capacidade necessária.

Para abrir as portas,
é preciso segurar a maçaneta com firmeza

O aspecto mais importante dessa capacidade é a responsabilidade. Ser responsável significa corresponder com sucesso às exigências que nos são impostas pelos outros e pela sociedade em geral.

Como sempre, neste livro, não falamos em termos morais. Nossas preocupações são práticas. E é prático o fato de a responsabilidade ser um pré-requisito para uma vida feliz. Por exemplo:

- Temos que ser responsáveis pela nossa higiene pessoal e pelo que vestimos, de modo que os outros se sintam bem perto de nós.
- Temos que manter nosso quarto razoavelmente limpo e em ordem, ou não vamos conseguir achar nada dentro dele.
- Temos que tratar os nossos amigos com gentileza e justiça, ou eles não vão mais querer ser nossos amigos.
- Temos que aprender a nos sair bem nas provas escolares, ou não vamos receber o diploma e nem seguir em frente na vida escolar. Sem uma boa educação, não vamos arrumar empregos que sejam gratificantes e financeiramente satisfatórios.
- Temos que chegar no trabalho na hora certa, pois senão vamos perder o emprego e o salário.
- Temos que fazer nosso trabalho do jeito que nossos patrões querem, ou não vamos conseguir empregos melhores e que paguem mais.

- Temos que pagar as prestações da casa, ou ficaremos sem ela.

- Temos que seguir as leis, senão perderemos nossa liberdade pessoal.

Não é necessariamente divertido dar conta das responsabilidades. Mas, sem isso, nossa vida se torna consideravelmente mais difícil. Ou, inversamente: a vida fica muito mais fácil — e suas recompensas ao nosso alcance — quando aprendemos a corresponder de maneira responsável às exigências da sociedade.

A bênção do hábito

Como ensinar responsabilidade aos nossos filhos?

Em primeiro lugar, temos que lembrar que a dor de ser responsável é, em grande parte, atenuada pela rotina. Quando entramos nos trilhos da responsabilidade, ela se torna uma segunda natureza.

Por exemplo, pagamos nossas contas, mesmo sem vontade de pagá-las. Seria muito melhor gastar o dinheiro para jantar no nosso restaurante favorito, para comprar uma nova jaqueta de couro ou aquele pingente de diamantes que vimos na vitrine da joalheria. Mas, todos os meses, temos que separar dinheiro para pagar o gás, o telefone, o aluguel etc. E não dói tanto, já que estamos acostumados à privação que isso envolve.

Segue-se, pela lógica, que temos que preparar nossos filhos para que consigam arcar com essas responsabilidades inevitáveis da maneira menos dolorosa possível. Se tivermos sucesso, a vida adulta não será um choque para eles, mas uma posição para a qual foram plenamente preparados.

A estratégia a longo prazo torna-se, então, evidente: exponha a criança, cada vez mais, à responsabilidade, à medida que ela cresce e se torna capaz de enfrentá-la com sucesso.

Aumentando aos poucos

Como a infância é, por natureza, protegida da maior parte das responsabilidades impostas pela sociedade em geral, os pais têm que construir responsabilidades artificiais na família. Por exemplo, uma criança pequena pode ter a tarefa de pôr sua roupa usada no cesto todas as noites. Não é muito e, certamente, não vai poupar um grande trabalho ao pai e à mãe. Mas o fato de a responsabilidade ser artificial é irrelevante. O importante é iniciar um *hábito*. À medida que a criança for crescendo, suas responsabilidades podem ser mais significativas. Por exemplo:

- Ela pode pôr a mesa do jantar todas as noites.
- Ela pode ter aulas de música, com o compromisso de estudar todos os dias.
- Ela pode ter a tarefa de ajudar a dobrar a roupa limpa.

São intermináveis as opções de tarefas formadoras de responsabilidade. A única condição é que exijam da criança alguma coisa que ela seja capaz de fazer.

Aos poucos, a sociedade vai começar a se introduzir na vida dela e a lhe impor suas próprias exigências, especialmente quando ela começar a ir para a escola. Nesse ponto, a tarefa dos pais não é tanto fabricar responsabilidades — embora a criança continue a ter suas tarefas em casa — mas verificar se as responsabilidades são satisfatoriamente cumpridas.

Vigilância sem fim

Hábitos não se desenvolvem sem persistência. Todos os dias, por um longo tempo, você vai ter que ajudar o seu filho a não se esquecer de pôr a roupa suja no cesto. Todos os dias.

Não é tão complicado assim.

Não é complicado, mas *é* difícil. Seria muito mais fácil, numa determinada noite, você mesmo pôr as roupas no cesto, principalmente se viu as roupas jogadas só depois de pôr o seu filho na cama. Como seria mais fácil, numa noite em que você chegou tarde em casa, deixá-lo sem estudar violino.

Mas você não pode ceder. Os hábitos são muito frágeis. Quando se rompem, geralmente se partem em mil pedaços.

Suborno proporcional

Se feito com moderação e inteligência, não há uma única razão no mundo que o impeça de reforçar o senso de responsabilidade do seu filho com um sistema de recompensas.

É assim que a sociedade funciona.

- Persistimos na escola para ter as recompensas do conhecimento, além de um bom emprego e de um bom rendimento.
- Praticamos durante horas para não fazer feio no clube de golfe logo na primeira tacada.
- Pagamos os impostos para não ir para a cadeia.
- Cortamos a gordura da comida para não morrer de enfarte aos 40 anos.

Como já foi dito, vivemos com responsabilidade para gerar o máximo de felicidade pelo maior tempo possível.

Quando se trata de educar os filhos, não há motivo para não imitar esse sistema, ainda mais no caso de responsabilidades que não trazem recompensas óbvias.

Por exemplo, se o seu filho de 3 anos consegue, com sucesso, pôr a roupa suja no cesto durante uma semana, por que não recompensá-lo com um doce? E explique para ele:

Eu quero que você saiba que estou contente por você ter posto suas roupas no cesto todos os dias sem eu precisar dizer nada. Você foi muito responsável. Então, eu e o papai compramos este doce para você, para mostrar que estamos orgulhosos.

Um ato de gratidão desse tipo enfatiza a questão na mente dele e o ajuda a não esquecer suas responsabilidades. E, certamente, não faz mal algum à sua auto-estima.

A sua oportunidade de se tornar a pessoa
que você sempre quis ser

Moral da história: o desenvolvimento do senso de responsabilidade do seu filho depende da *sua* capacidade de ser responsável.

Você vai ter que adquirir o hábito de fazer com que ele adquira o hábito. Assim como ele quer deixar de lado o piano e ir para a cama, você também quer ir para a cama e deixar de lado a obrigação de mandá-lo estudar piano.

Não é fácil, especialmente porque — vamos encarar esse fato — muitos de nós não desenvolvemos o mesmo senso de autodisciplina que queremos incutir em nossos filhos. Como fazê-los pegar a roupa suja para pôr no cesto ou estudar piano todos os dias se não conseguimos fazer nada disso?

Essa é a dificuldade. Ser um bom pai ou uma boa mãe exige um nível de desempenho que ainda não atingimos.

Pois bem, agora é a hora. Quando não tinha filhos, você até podia adiar a vida de adulto. Mas agora não dá mais. Agora você tem a responsabilidade solene e a tarefa moderadora de ensinar outra vida a encontrar o caminho neste mundo tão difícil. Se você tratar essa tarefa com determinação e amor, não há dúvidas de que terá muito sucesso.

REGRA NÚMERO OITO

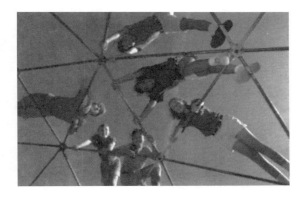

Nunca Deprecie o Seu Filho

Uma questão de perspectiva

Uma de suas responsabilidades, como pai, é compreender, da melhor maneira possível, o que se passa na mente e no coração do seu filho. E agir de acordo com isso. Você tem que se esforçar ao máximo para ver a vida da perspectiva dele. Quando entender essa perspectiva, você estará na posição de se entender com ele.

Não é tão complicado assim.

Muitas vezes, é mais fácil supor que a criança reage aos acontecimentos de maneira semelhante à nossa, adultos razoáveis que somos. É preciso, então, fazer uma pausa para ver a questão no contexto da experiência e do conhecimento limitados que ela tem. E é preciso levar esse ponto de vista muito a sério.

A crueldade da irreflexão

Um garoto de 4 anos e sua mãe estão à minha frente na fila do supermercado. No fogo cruzado dos *displays* alinhados dos dois lados dos caixas de modo a estimular as compras por impulso, há várias fitas de vídeo em promoção, uma das quais, pelo que consigo ver, é sobre um duende do mal. A capa do vídeo é verde e, no meio, há uma figurinha de chapéu e sorriso malevolente.

O garotinho aperta o rosto contra a perna da mãe e, de vez em quando, vencido pela curiosidade, dá uma olhadinha rápida para o *display* de vídeos. A mãe percebe o que está acontecendo. Ela pega uma das fitas de vídeo e a examina.

"Você está com medo deste homenzinho?"

Ele não diz nada.

"Você está com medo de uma figura?"

Ainda nada.

"Como você pode ter medo de uma figura? Ela não machuca ninguém. Que bobagem!"

Ele aperta ainda mais a perna da mãe, que ergue os olhos e percebe que eu os estou observando. Esse é o meu erro.

Ela me diz: "Já viu um menino tão ridículo assim? Com medo de uma figura que não pode fazer nada contra ele?"

O garotinho espia para ver com quem sua mãe está falando e franze o rosto para mim, indignado, como se a culpa fosse minha. Agora eu sou aliado da mãe, que insiste em me manter nessa condição. Ela me dá uma piscadela, como quem diz: "Olha só!"

O garotinho continua abraçado à sua perna.

"Você não quer ver a figura deste homenzinho?" Ela segura o vídeo perto da têmpora dele.

Nenhum som vem do menino.

"Não quer?" Ela cutuca a orelha dele com o vídeo.

Nada, a não ser pelo fato de que ele se agarra com mais força ainda à perna dela.

Ela o cutuca de novo. "Vamos lá. Dê uma olhada. Uma olhadinha só." Ela está rindo.

"Não", diz ele finalmente. Ele fala com ênfase, com uma comovente mistura de angústia e indignação.

Ela balança a cabeça, ainda rindo, ainda me fazendo de aliado. "Já viu uma coisa dessas? Que garoto medroso!"

As garras do medo

A verdade é que crianças pequenas *podem* ficar aterrorizadas com figuras. Elas ainda não têm experiência nem recursos para diferenciar fatos de fantasias. E nem conseguem dominar o medo, por mais irracional que seja, depois que ele surge.

A mãe saberia disso se tivesse, por um momento, usado o cérebro em vez da boca. Ela teria percebido que, dentro do quadro de referências de uma criança, a reação do garotinho era totalmente apropriada. Sua incapacidade para perceber tal fato e sua insistência em julgá-lo por padrões adultos foram os seus primeiros erros.

O outro foi depreciá-lo. Mesmo que tivesse usado padrões adequados para julgar a reação do filho, não haveria desculpas para tratá-lo daquele jeito.

Concedendo-lhe o benefício da dúvida, suponho que ela pensou que estava fazendo um favor ao filho. Sua intenção, por mais irrefletida que fosse, não era, provavelmente, mais sinistra do que fazer a vergonha suplantar o medo.

Foi aí que eu entrei. Envergonhar o menino na frente de um estranho que estava à mão foi a maneira que ela encontrou para tornar o seu medo relativo. Na verdade, no caso dos adultos, a vergonha pode estimular a coragem, pode nos fazer resistir e superar nossos terrores.

Mas não é preciso que nos ensinem essa lição, pois ela acontece naturalmente. Não precisamos, neste caso, de nenhuma orientação dos pais, muito obrigado.

Além disso, pense no lado negativo da situação. Essa mãe não fez bem algum à auto-estima do filho que, incapaz de ver o que vimos — isto é, que estava sendo injustamente julgado por padrões adultos — foi levado a acreditar numa inverdade — ou seja, que apenas crianças "bobas" têm medo de figuras aterrorizantes. Dentro do seu quadro de referências, ele só poderia se sentir desvalorizado.

E, o que é mais importante, a mãe traiu a sua confiança, ainda mais ao me arrastar para a situação.

A criança tem direito a esperar que você, como mãe, cumpra a sua obrigação de ensiná-la a se comportar neste mundo assustador e exigente. Ela não merece ser humilhada sempre que tropeçar.

O compromisso da lealdade

Haverá vezes em que o seu filho vai embaraçá-la. Ele vai dizer alguma bobagem em público, alguma coisa que não reflete quem você é, como é a sua família ou quais são os seus valores. Ou ele não será capaz de ter um desempenho à altura das suas expectativas.

Nessas situações, você pode ser tentada a se afastar dele, como a mãe do supermercado, ao fazer graça à custa do filho. Mas que coisa cruel para se fazer: trair miseravelmente a lealdade materna.

Ele é seu filho, nos bons e nos maus momentos. Ele precisa confiar totalmente em você. Nunca traia essa confiança. Nunca.

Lembranças vívidas

Tive um cliente que, por ocasião da liquidação da construtora da família, entrou em litígio com o pai. Foi uma briga jurídica muito feia. Aqueles homens crescidos estavam acabando não apenas com o negócio, mas também com a família. O ódio era palpável.

Meu cliente, o mais velho de três irmãos, tinha, provavelmente, outros motivos para detestar o pai, tal era a intensidade do seu sentimento. Seu mantra, ao longo da provação, era: "Não confie nesse bastardo." A cada passo do processo, em resposta a cada oferta conciliadora que vinha do advogado do pai, o filho só conseguia enxergar os piores motivos. Era um homem zangado.

Durante um longo litígio, o advogado acaba conhecendo intimamente o cliente. Passam longas horas juntos em circunstâncias limites, trabalhando duro, se desesperando juntos quando as coisas dão errado, exultando quando tudo vai bem. É como um combate — sem as balas assobiando logo acima da cabeça.

Nesse contexto, o advogado acaba sendo um padre confessor na trincheira. Uma noite, durante um jantar, meu cliente se recostou na cadeira, o rosto avermelhado por dois copos de vinho, com raiva pelo dia perdido. E começou a falar com tristeza sobre o seu relacionamento com o pai.

Eu não acho que ele esteja disposto a me prejudicar de propósito. Não acho que ele tenha um prazer especial em me magoar. Não é por isso que eu não confio nele. Não confio porque ele nunca foi capaz de entender o que estava acontecendo dentro de mim. Nunca deu para contar com ele nesse sentido. E, se ele não entendia, eu nunca podia ter a certeza de que ele faria a escolha certa quando se tratava do meu bem-estar.

Ele tomou o que restava do vinho, passou os dedos pelos cabelos, depois se inclinou e se apoiou nos braços.

Com o olhar perdido, continuou falando. "Eu nunca pude contar com ele quando cometia um erro."

Havia muitos, muitos problemas naquela família, e talvez este não fosse o pior deles. Ou talvez fosse.

REGRA NÚMERO NOVE

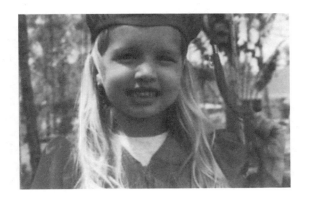

Elogie o Seu Filho Muitas e Muitas Vezes

Pérolas aos porcos

Mãe e filha brincam com uma bola que pegaram na seção de artigos esportivos do supermercado.

Eu já as tinha notado antes, numa outra parte da loja. A garota, de 13 ou 14 anos, usa *jeans* largos e um camisetão que não esconde seu excesso de peso. O cabelo longo e castanho é gorduroso e maltratado e o rosto está cheio de acne. Seu andar desajeitado reflete a insegurança dos adolescentes.

A mãe parece ter pouco mais de 40 anos e é notavelmente mais magra do que a filha. Seus *jeans* são justos, mostrando um bumbum enxuto e coxas esguias. Ela anda de cabeça erguida, mascando chiclete com extravagância.

Quando eu as reencontro na seção de artigos esportivos, a dinâmica mudou. A garota está animada e se diverte com a bola, demonstrando uma habilidade considerável. Ela defende bem e arremessa bolas com efeito.

A mãe está em dificuldades. Tem medo de segurar a bola e faz arremessos desajeitados. Não é preciso ser um gênio para perceber que a fonte de alegria da menina é o fato de, pelo menos uma vez, ter um desempenho melhor do que o da mãe. Ela faz arremessos habilidosos que a mãe quase nunca consegue defender, pondo-se, desgraciosamente, à cata da bola, para em seguida jogá-la de volta com tamanha falta de jeito que a garota só consegue pegá-la graças à grande habilidade que tem.

Mas a mãe se recusa absolutamente a reconhecer esse fato. Nenhuma vez eu a ouvi dizer "boa defesa" ou "boa bola". Ela reserva seus comentários para as raras vezes em que a garota faz um arremesso não tão perfeito. "E você quer que eu pegue essa bola?", diz ela, com as mãos nos quadris.

A mãe faz um arremesso particularmente ruim e a bola vai na direção de um *display* de bolas de tênis, as caixas cilíndricas empilhadas com arte umas sobre as outras. Se a bola bater no *display*, tudo vai cair e virar uma confusão.

A garota redireciona o corpo com habilidade, os braços estendidos, e toca a bola com as pontas dos dedos. Até ela fica surpresa. Seus olhos se arregalam com a emoção da vitória. Com as sobrancelhas erguidas, ela olha para a mãe, pronta para o reconhecimento que merece.

A mãe fica olhando para ela durante uns bons momentos. Não sorri. Finalmente, relaxa, indicando que o jogo acabou. "Você teve sorte", resmunga.

De tanta raiva, dá vontade de chorar

O que aquela mãe estava pensando? É claro que havia uma história entre as duas, mas a esse respeito podemos apenas especular. Só que não importa que pecados aquela menina possa ter cometido no passado: não havia motivo para a mãe não reconhecer a sua capacidade.

Tudo na menina refletia baixa auto-estima: o peso, o cabelo maltratado, a acne, a postura relaxada. Não dava para saber se essas características se devem à maneira pela qual é tratada pela mãe, mas a mãe é, com certeza, a principal suspeita.

Aparentemente, a filha não está à altura das expectativas da mãe que, como castigo, lhe nega qualquer resposta positiva. Que coisa egoísta, cruel e destrutiva para uma mãe fazer.

Outra lembrança vívida

Embora não tenha me especializado em direito de família, eu participei de mais de dez casos de divórcio. E, nesses casos, é comum o cliente tentar desfazer o emaranhado de suas emoções para, finalmente, identificar o que acredita ser o ponto crucial do problema. Geralmente é assim:

Ele nunca me elogiou. Nunca disse que eu tinha me saído bem em alguma coisa — criar as crianças, cuidar da casa, tocar a custo a minha carreira. Ele é como o meu pai. Nenhum dos dois jamais conseguiu me elogiar. Eu passei a vida me sentindo um lixo, e agora estou enjoada disso.

Obviamente, há certos aspectos que vêm da dinâmica e dos estereótipos do relacionamento entre os sexos. O problema básico, no entanto, é transcendente. A versão masculina, em sua forma convencional, é mais ou menos assim:

> Ela nunca mostrou reconhecimento pelo fato de eu trabalhar como louco todos os dias. Quando conseguia uma promoção, eu corria para casa, doido para contar para ela. Mas, em vez de dizer alguma coisa positiva, ela começava a fazer perguntas sobre algum outro funcionário, que talvez estivesse subindo mais depressa do que eu. E assim, o prazer pelo meu sucesso murchava — como se ela tivesse espetado um alfinete em um balão. Ela é igualzinha ao meu pai. Nada estava bom para ele. Na Liga Mirim, eu conseguia rebater três vezes e ele me perguntava por que eu tinha errado na quarta.

Alguém já viu "Esta é a sua vida"?

Elogie os seus filhos muitas vezes e de coração. Concentre-se nas suas realizações e não nos seus erros. Eles precisam desesperadamente disso; trata-se de uma necessidade mais do que óbvia. O pai que só encontra defeitos já virou até vilão de filme.

Por que, então, não aprendemos? Eu acho que alguns pais que se recusam a elogiar os filhos acham que agem de acordo com uma estratégia que vai incentivá-los para o sucesso. Que passem fome, reza essa teoria, pois assim não param de lutar.

Talvez. Mas será que a falta de auto-estima é um preço razoável a se pagar? Todos nós já ouvimos histórias de atores, de atletas, músicos e políticos desesperadamente infelizes, além de casos de trabalhadores compulsivos. Mas parece que não entendemos a mensagem que elas trazem.

Meu filho, meu rival

Alguns pais deixam de elogiar os filhos não como estratégia, mas porque acham difícil. Não faz sentido. Por que teríamos dificuldade para fazer com que nosso filho se sinta bem consigo mesmo?

A resposta se esconde no mesmo complexo de razões psicológicas que explicam por que muitos têm dificuldade para elogiar qualquer outro ser humano. Como este livro se propõe a evitar a complexidade psicológica, vamos, de acordo com os nossos objetivos, reunir essas razões numa única palavra: *inveja*.

Esse é um triste fato da natureza humana, mas ainda assim é um fato: às vezes é muito difícil aceitar a boa sorte dos outros. A felicidade deles não é necessariamente a nossa, especialmente quando comparada à nossa condição menos auspiciosa.

E assim é, até mesmo quando os "outros" são os filhos que amamos. É difícil admitir, mas, às vezes, nós os invejamos porque eles podem deitar e rolar nos prazeres descuidados da infância enquanto nós enfrentamos, dia após dia, as provações e atribulações do mundo adulto.

Além disso, a promessa da vida ainda está à frente deles, enquanto nós, adultos, já desenvolvemos o nosso potencial provavelmente ao máximo. Quem está absolutamente satisfeito com o que a vida lhe deu? Quem não gostaria de poder fazer mais uma tentativa?

Pois, indiretamente, é isso mesmo que os nossos filhos nos dão: o direito a tentar mais uma vez. Justamente por causa disso, ficamos muito contentes com o sucesso deles. Mas, às vezes, também por causa disso, sentimos inveja deles.

É preciso aceitar essa característica da natureza humana antes de conseguir superá-la.

Elogie indiscriminadamente

E temos que superá-la. Temos que elogiar nossos filhos muitas e muitas vezes, por mais difícil que isso seja para nós. Temos que agarrar todas as oportunidades e exagerar o máximo possível.

Quem, depois de ter visto o brilho nos olhos de uma criança, quando alguém lhe diz que se saiu muito bem, pode afirmar o contrário?

- Temos que elogiá-los quando fazem um desenho, mesmo que a nossos olhos o desenho seja apenas um monte de rabiscos.
- Temos que elogiá-los quando tocam violoncelo, mesmo que o som pareça o de uma lixadeira.

- Temos que elogiá-los quando conseguem pegar a bola e temos que elogiá-los quando caem de cara no chão tentando chutá-la.
- Temos que elogiá-los quando oferecem um pedaço do próprio doce ao irmãozinho.
- Temos que elogiá-los quando conseguem amarrar os sapatos.
- Temos que elogiá-los todos os dias, o máximo possível.

Muito em breve eles vão aprender os duros fatos do mundo competitivo. Agora, enquanto são pequenos, é o momento de alimentar sua auto-estima, para que depois possam enfrentar com sucesso a dureza dos fatos.

REGRA NÚMERO DEZ

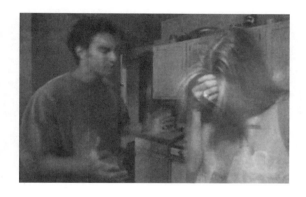

Nunca Comece uma Briga
Conjugal na Frente do
Seu Filho

Até onde vai a nossa estupidez?

Uma das coisas mais egoístas e destrutivas que, como pais, podemos fazer, é entrar em disputas conjugais na frente dos nossos filhos. E, no entanto, tantos de nós fazem isso. E tantas vezes. Os efeitos nocivos são óbvios e significativos:

1. Aos olhos da criança, a estabilidade doméstica está ameaçada.
2. A criança se vê obrigada a dividir sua lealdade, uma posição absolutamente insustentável.
3. Em geral, a criança fica se sentindo muito culpada, achando que o conflito entre os pais é, de algum modo, culpa sua.
4. A criança aprende que pessoas que se amam podem se tratar como lixo.

É uma sociedade, não um jogo de ressentimentos

Alan, que foi meu cliente na compra do primeiro de seus vários restaurantes, é um dos homens mais gentis que já conheci. Ele parece ser capaz de aceitar a vida como ela é e de gostar de quase tudo.

Um dia, almoçando num de seus bistrôs, falávamos de nossos filhos e da educação que damos a eles, de nossos pais e da educação que nos deram. Ele me disse que nunca viu seu pai e sua mãe discutindo.

"Nunca?"

"Nem uma vez. Agora eu sei que eles tinham seus desentendimentos, especialmente a respeito da minha educação, mas nunca discutiram na minha frente.

"Por exemplo, eu perguntava se podia ir brincar na casa de um amigo e minha mãe, por exemplo, dizia: 'Claro.' Meu pai, então, punha a mão no ombro da minha mãe e lhe dizia baixinho: 'Silvia, preciso falar com você.'

"Eles iam para o outro quarto, voltavam daí a um minuto e minha mãe dizia então: 'Seu pai me contou que você não tirou o mato do jardim como ele tinha pedido. Nós conversamos sobre isso e decidimos que, primeiro, você tem que terminar esse trabalho. Depois você vai.'

"Ou então: 'Seu pai está preocupado porque você não terminou de cortar a grama. Eu expliquei a ele que a culpa foi minha, porque lhe pedi para me ajudar a limpar a garagem. Então, nós conversamos sobre isso e resolvemos que você pode ir, mas volte às quatro para terminar de cortar a grama antes do jantar.'

"Eles sempre usavam essas palavras: 'Nós conversamos sobre isso e resolvemos...'

"Eu me lembro que, na casa dos meus amigos, eu via seus pais se queixando e criticando um ao outro. Eu não conseguia acreditar naquilo. Para mim, era um conforto essencial saber não apenas que os meus pais se respeitavam entre si mas que, por respeito a mim, não discutiam na minha frente."

Aqui, a lição é tão poderosa quanto óbvia: não discuta na frente dos seus filhos. E ponto final.

Não é tão complicado assim.

Deixe para depois

Se, na presença das crianças, você ficar irritada com alguma coisa que o seu marido fez, guarde a raiva para si mesma até estarem a sós. É claro que é difícil, mas a tarefa é claríssima. Ponha-a na lista dos sacrifícios que a criação dos filhos exige.

Controle de danos

Temos que admitir: poucos pais são tão perfeitos como os pais de Alan. Então, o que fazer quando não conseguimos nos controlar e acabamos discutindo na frente das crianças?

Nesse caso, a nossa obrigação é óbvia.

1. Temos que falar com elas e explicar a situação.
2. Temos que tranqüilizá-las.
3. Temos que pedir desculpas a elas.
4. Temos que pedir desculpas um ao outro.

Por exemplo:

Mamãe e eu queremos pedir desculpas pela discussão que tivemos na sua frente. Foi errado deixar você nessa situação e vamos fazer de tudo para que isso não aconteça de novo. Mas queremos que você entenda que mamãe e eu nos amamos e que sempre vamos nos amar. Às vezes ficamos zangados um com o outro, mas o nosso amor continua o mesmo. E o amor que temos por você também. Às vezes, ficamos zangados com coisas que você faz, mas nós o amamos. Com a mamãe e eu é a mesma coisa.

Eu vou pedir desculpas a ela, também. Eu estava errado quando disse o que disse.

A maior parte dos incidentes não exige uma explicação tão elaborada assim. Basta dizer por exemplo: "Eu quero pedir desculpas para você e para o seu pai por ter gritado com ele hoje. Fui injusta com ele. E fui injusta com você. Peço desculpas aos dois."

É difícil entender por que isso é tão difícil para tantas pessoas. A sensação de alívio, de calor e de proximidade que se segue a um pedido de desculpas está entre os melhores momentos da vida, trazendo aqueles que amamos para mais perto de nós.

Esteja preparado

Em público, qualquer desentendimento conjugal é muito feio. E os que envolvem decisões sobre os filhos são mais feios ainda. O conforto que meu amigo Alan sentia vinha da solidariedade que seus pais demonstravam ao tomar decisões que diziam respeito a ele.

Eu sabia que eles trabalhavam *juntos* para me educar: era um esforço conjunto. Eu os ouvia à noite, discutindo certas coisas, depois que eu ia para a cama. Eles eram sócios de verdade na minha criação: juntavam seus conhecimentos e seus pontos de vista na tentativa de elaborar um plano para saber o que fazer em certas situações. Eles levavam isso muito a sério. Com isso, aprendi que é possível trabalhar em conjunto para se conseguir as coisas. Agora, como adulto, eu consigo avaliar os sacrifícios que eles faziam das suas prioridades em meu benefício. Nem sei lhe dizer o quanto eu os amo por causa disso. Eu só espero que esteja fazendo com os meus filhos a metade do que eles fizeram comigo.

Aparentemente, a julgar pelo sucesso espetacular de Alan no ramo difícil e arriscado dos restaurantes, parte dessa lição transbordou para o senso comercial.

O mundo é um palco

Às vezes, a criação dos filhos é como um teatro. Calculamos nossas ações e reações de modo a trazer à tona o que há neles de melhor. Para isso, vocês dois precisam ensaiar certas situações.

- O que vamos fazer quando ela perguntar alguma coisa sobre sexo?
- Qual é o nosso plano de retirada caso ela fique cansada e aborrecida no casamento?
- Qual é a melhor maneira de fazê-la comer verduras?

Vocês têm que antecipar essas coisas e conversar sobre elas fora do palco. Aqui, a chave está em três palavras: comunicação, comunicação, comunicação.

Vocês têm que rever suas tentativas anteriores para perceber o que funciona e o que não funciona. E lembrem-se de fazer autocrítica constantemente.

Quando se trata de uma tarefa difícil, duas cabeças pensam melhor do que uma. Se vocês têm a sorte de contar com essa vantagem, por favor, não deixem de usá-la.

Maçãs e laranjas

É incrível que tantos pais cheguem ao extremo de disputar o afeto dos filhos. Que coisa mais feia de se fazer!

A relação da mãe com a filha ou com o filho é diferente da relação do pai. Nem pior nem melhor. Apenas *diferente*.

Em certos momentos do dia ou durante certas atividades, a criança se aproxima mais da mãe; em outros momentos, ela se aproxima mais do pai. Em certos estágios da vida da criança, ela prefere ficar mais com o pai ou mais com a mãe, até que outro estágio se inicie e a mecânica mude.

Às vezes, é o pai ou a mãe que, por causa da carreira ou de exigências emocionais, precisa desviar da criação dos filhos uma parte substancial de sua atenção. Nessas horas, quem estiver mais disponível tem que manter a coisa andando, até que a necessidade se modifique.

Na vida e nos relacionamentos, há cheias e vazantes naturais que não devem ser fonte de ciúme. Ninguém — nem o namorado, nem o pai, nem a mãe — é uma pessoa agradável quando está com ciúme.

Cada um de vocês precisa aceitar o fato de que, às vezes, o seu filho prefere o outro. Mas, com o tempo e o amor que dedicam a ele, podem ter a certeza de que vocês ocupam um lugar seguro na sua vida.

O tira bom e o tira ruim

Vocês precisam estar sempre atentos às tentativas que a criança faz de jogar um contra o outro. Um caso clássico é o da criança que ouve um "não" da mãe e depois, dissimuladamente, faz a mesma pergunta ao pai. Por exemplo:

Criança na sala: "Mãe, posso tomar uma Coca?"

Mãe: "Não, não pode. Você já tomou no almoço."

Um minuto depois, na cozinha: "Pai, posso tomar uma Coca?"

Pai: "Claro. Por que não?"

Um minuto depois, a criança, com a Coca na mão, entra alegremente na sala.

Mãe: "Acho que eu tinha dito que não era para tomar Coca."

Criança: "O papai disse que podia."

E, com isso, a mãe fica zangada com o pai.

Toda criança faz essa tentativa e toda criança obtém um certo sucesso. A única chance que vocês têm contra essa força formidável é a solidariedade. Vocês precisam deixar claro para a criança que, quando o pai ou a mãe dizem alguma coisa, isso vale para os dois, mesmo que o outro encare a situação de maneira diferente. Quando um dá a sua palavra, o outro também dá. Sempre.

Não é tão complicado assim.

A devastação do divórcio

Por fim, não posso encerrar este assunto sem considerar a questão do divórcio.

Já é um clichê dizer que as crianças vão ficar muito melhor quando seus pais, sempre em pé de guerra, finalmente se separarem. Como a maioria dos clichês, este também contém um grão de verdade. Mas também é construído a partir de duas suposições duvidosas.

Uma delas é a premissa tácita de que os pais que estão sempre em pé de guerra não têm controle sobre a própria conduta.

É como se a guerra conjugal fosse inevitável. Certamente há casais cujo relacionamento se deteriorou a tal ponto que o divórcio se torna a alternativa menos ruim. Mas temos que nos perguntar se não há muitos casais que exploram esse clichê como uma desculpa para o egoísmo.

Para as crianças, o divórcio é absolutamente devastador. Não há como contornar o fato, por mais que tenhamos feito para nos convencer do contrário nas décadas passadas.

E como o divórcio é devastador para as crianças, vocês têm a profunda obrigação de fazer de tudo para que ele não aconteça.

Apesar do que vemos no cinema e na televisão, nem todo casamento é uma total bem-aventurança. Há períodos, em qualquer relacionamento longo, em que marido e mulher gostam menos um do outro, em que se sentem atraídos por outras pessoas, em que sentem que a própria vida foi sufocada pelo outro.

Mas vocês assumiram um compromisso. E, o que é mais importante, quando tiveram filhos, não assumiram apenas o compromisso de formar uma família, mas de mantê-la com sucesso.

Por isso, é melhor que tenham uma razão muito boa para pensar em divórcio.

REGRA NÚMERO ONZE

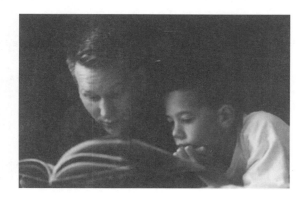

Leia para o Seu Filho Todas as Noites

À primeira vista, alguns podem achar que ler para uma criança, por mais agradável que seja, não é um elemento essencial na sua criação.

Mas estão totalmente errados.

Essa é uma das coisas mais importantes que os pais podem fazer pelo filho. As razões são muitas.

Um tempo para ficar juntos

Basicamente, ler em voz alta para a criança na hora de dormir significa ficar algum tempo com ela, num ritual reconfortante, quando ela mais precisa disso.

E não é apenas ficar algum tempo com ela. É fazê-lo de maneira muito significativa: imaginando, contando histórias, desenvolvendo a linguagem. Se vocês insistem em usar a terrível expressão "tempo de qualidade", esse é um ótimo exemplo.

Já que tocamos no assunto, essa expressão é terrível porque fornece uma desculpa pronta para o egoísmo dos pais: "Eu não preciso passar muito tempo com o meu filho, já que o tempo que passo com ele é de 'qualidade'."

Mas quem é que decide o que é e o que não é um 'tempo de qualidade'? Ficar sentado na sala lendo o jornal enquanto o filho vê desenhos na TV pode ser um tempo de qualidade, já que, naquele momento, ele só precisa saber que você está ali.

Não, por mais que queiramos acreditar no contrário, quando se trata de tempo, a qualidade não substitui a quantidade.

O medo de uma criança e de um adulto

Ler para a criança é bom a qualquer hora. Na hora de dormir é melhor ainda.

A noite é assustadora para as crianças (e para os adultos também). É um período de escuridão, de desintegração do ego, quando nossas inseguranças desenvolvem chifres e garras, quando não podemos negar a solidão. É o momento em que enfrentamos o sono, quando a vida ensaia para a morte.

Dar à criança idéias e histórias que substituam esses medos é um ato de bondade maravilhoso. E serve para a vida inteira. Que dádiva é saber que há sempre um livro em que se abrigar antes de dormir — por mais cansativo que tenha sido o dia e por mais difícil que vá ser o amanhã.

Eu tive uma cliente que sofreu muito durante um divórcio extremamente difícil. O marido dela, entre outras atrocidades, raptou as crianças e as escondeu num motel durante uma semana. Eu nunca vi alguém tão angustiado quanto ela durante essa provação.

Quando tudo acabou, depois de as crianças voltarem e do marido ser despachado da vida dela, fomos comemorar com um almoço. Eu lhe perguntei como ela tinha conseguido atravessar aquelas noites sem saber onde estavam as crianças. Ela me respondeu com uma única palavra: "Livros."

Todas as noites, por mais cansada que esteja, ela lê antes de apagar a luz. Às vezes, se está com muito sono, lê um ou dois parágrafos. Mas o simples ato de pegar o livro nas mãos lhe dá a sensação de segurança de que ela precisa antes de fechar os olhos.

A televisão não dá conta dessa tarefa. Deixando de lado questões de conteúdo, na TV as imagens já vêm prontas e, assim, o olho da mente, o lugar que ocupamos antes de dormir, não participa de nada. Depois que fechamos os olhos, não vemos mais as imagens da tela da televisão, mas as imagens que a nossa imaginação esboçou a partir das palavras e que continua a desenvolver, em cores e detalhes, até que a consciência se recolha ao sono.

A importância das palavras

É claro que ler para uma criança é essencial, também, para desenvolver a proficiência na linguagem. A capacidade de usar bem a linguagem é uma habilidade, e quanto mais cedo e quanto mais vezes a criança for exposta a ela, mais hábil ela será.

Histórias e livros trazem aos nossos filhos o melhor das palavras e introduzem na nossa casa não apenas idéias novas, mas também um vocabulário mais rico, um maior conhecimento da sintaxe — e as esplêndidas possibilidades da linguagem.

Uma tal exposição é essencial porque a capacidade de usar bem as palavras é chave para uma vida feliz.

A vida fica tão mais fácil

Basicamente, a capacidade de usar a linguagem é necessária para resolver a vida no dia-a-dia. O sucesso na educação, na carreira, na diversão, em nossas obrigações de cidadãos e na relação com os amigos depende em grande parte da capacidade de expressar o que nos vai pela mente ou pelo coração num determinado momento.

Segue-se, então, que as pessoas que sabem ler e escrever bem têm uma experiência mais fácil e mais rica desses aspectos da vida do que as que não sabem.

Além disso, a linguagem não é apenas um meio para a expressão de idéias. Ela é também a matéria-prima de que surgem as idéias. Entender pensamentos complexos sem saber expressá-los é quase impossível. Seja como for, que valor teriam os pensamentos se não fossem expressos em palavras?

Alívio emocional

Além das recompensas práticas que vêm com a capacidade de usar a linguagem, há as emocionais. Quantas vezes as crianças, assim como os adultos, reagem fisicamente por serem incapazes de se expressar verbalmente? Muitas vezes a violência é usada para compensar a falta de palavras. Eis uma história típica:

Uma meia dúzia de escoteiros, de camisa azul e lenço amarelo no pescoço, fazem uma bagunça no supermercado enquanto o líder do grupo espera pacientemente na fila, segurando um fogão de acampamento.

Aproveitando a sensação de segurança que o grupo proporciona, os garotos trocam socos e correm uns atrás dos outros. O líder fica olhando de cara feia para a lentidão da fila e se perguntando por que não deixou os garotos na caminhonete.

Eu observo que um dos garotos, de longe o menor do grupo, está meio afastado, mexendo num objeto pequeno que tem nas mãos. Ele chama outro menino e o puxa de lado. Eu não consigo ouvir o que dizem, mas percebo que o primeiro garoto oferece chiclete ao segundo.

Quando o outro vai pegar o chiclete, uma armadilha de elástico lhe bate nos dedos.

"Ai!", ele grita, puxando a mão e levando o dedo à boca. E fica de rosto franzido, enquanto o menor ri.

"Não é engraçado, cara. Doeu mesmo."

O outro ri ainda mais.

O segundo garoto põe as mãos nos quadris e espera que o outro pare de rir. E o outro pára. O segundo garoto o olha diretamente nos olhos.

"Você acha mesmo que isso é jeito de tratar um companheiro? Você acha mesmo que machucar os outros é engraçado? Então você é um bobo." Desabafada a raiva, ele volta para junto dos outros.

O primeiro garoto faz uma careta. Não era essa a reação que ele esperava. Então, recarrega a caixinha de chiclete para tentar de novo.

Ele consegue chamar a atenção de outro garoto — um garoto grande e desajeitado, com o dobro do seu tamanho. O menor estende a caixinha. O outro vai tirando o chiclete com seus dedos grossos quando o elástico salta com um estalido.

"Ai!", diz o garoto grande. Ele olha para o dedo, avaliando o dano, e depois avalia seu carrasco, que não pára de rir.

"Você, você, você...", ele gagueja. Suas mãos gesticulam, como se quisessem pegar as palavras no ar. Aperta os dentes, balança a cabeça e acaba dando um soco no braço do outro.

A lição é aparente

Na minha carreira de advogado, representei três homens que tinham agredido fisicamente as mulheres ou namoradas. As razões por terem feito o que fizeram são psicologicamente e socialmente complexas, já que não há um fator que explique, por si só, um tal comportamento.

No entanto, entre os vários fatores envolvidos, esses três homens, durante as minhas inquirições — ou dos terapeutas apontados para o caso — disseram basicamente a mesma coisa: "Eu bati nela porque não sabia mais o que fazer para que entendesse o que eu sentia."

É claro que há muitas pessoas capazes de se expressar verbalmente e que, ainda assim, não conseguem conter sua tendência à violência física. Mas isso não significa que não haja muitas outras capazes de desabafar por meio de palavras, de *dizer* o que sentem e que, assim, não têm necessidade de recorrer à violência.

As palavras *podem* fazer toda a diferença. Por isso, você tem o dever solene de ajudar o seu filho a saber usá-las bem.

REGRA NÚMERO DOZE

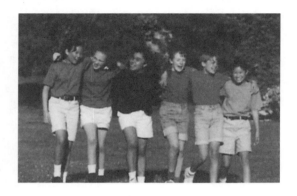

Faça com que o Seu Filho Saiba que Você o Ama Incondicionalmente

O ingrediente indispensável

É claro para mim que o aspecto mais importante da vida de meus amigos, conhecidos e clientes que conseguem levar a vida com o máximo de equanimidade é a sua absoluta certeza de que seus pais os amavam.

Essa confiança parece proporcionar uma base sólida como uma rocha, que é essencial para que sejamos capazes de aceitar as dificuldades e desfrutar as alegrias.

Amor sem pretexto

É preciso, primeiro, identificar a natureza desse amor.

Isso é elegantemente simples.

Não se trata de um amor conquistado, mas de um amor que simplesmente existe. Não há nada atrelado a ele.

Esta menininha é criação *sua*. Você escolheu dar vida a ela. Isso significa que você tem a obrigação de amá-la em qualquer circunstância. *Não é tão complicado assim.*

E isso significa que, mesmo que ela cometa homicídio em massa e coma todos os corpos, crus mesmo, você vai estar no tribunal dando-lhe todo o apoio que puder. Pela simples razão de que não tem escolha. Porque ela é sua filha. E porque você é mãe dela.

O verdadeiro amor pelos filhos *não* é amor pelas suas realizações. Não é recompensa por eles terem feito a lição de casa, por terem feito a cesta que decidiu o jogo ou por terem tocado piano tão bem no recital.

O amor condicional pode ser a forma de levar o seu filho ao sucesso numa determinada atividade, mas essa não é a maneira de alimentar uma vida feliz.

Existem, é claro, adultos que foram encaminhados desse modo e que são bem-sucedidos e felizes. Mas, observando melhor, você vai ver que são felizes, em geral, aqueles que tiveram a liberdade de escolher a própria vocação, sem que essa vocação lhes fosse imposta pelos pais.

São aqueles que, com brilho nos olhos, contam que se apaixonaram pela bola de basquete desde a primeira vez que a pegaram nas mãos, ou que ficaram ofuscados ao ver o seu primeiro espetáculo de balé.

São aqueles que não foram forçados pelos pais a tomar determinados caminhos, mas que foram expostos ao mapa geral das atividades humanas, com liberdade para escolher o caminho que queriam, mesmo que não fosse na direção que seus pais entendiam ou gostavam.

Amor à venda

Nossa preocupação não é apenas por aqueles que foram forçados pelos pais a jogar futebol ou a participar de concursos de beleza. A coerção pode ser sutil e conspícua. Basta passar à criança a sensação de que, se ela fizer o que mamãe e papai querem, *então* eles vão amá-la.

Seu filho pratica ginástica ou hóquei porque é isso que ele realmente quer? Ou porque você insinuou, diretamente ou não, que é isso que *você* quer que ele faça e que, se ele fizer tudo direitinho, você vai lhe dar todo o amor que ele tanto quer?

O papel de uma vida

Sua tarefa não é levar o seu filho pelo caminho que você escolheu. É expô-lo ao amplo espectro de atividades humanas.

No esporte, por exemplo, inicie-o não apenas naquele que você prefere, digamos o futebol, mas também nos outros: basquetebol, beisebol, hóquei, tênis, natação, corrida, voleibol, patinação etc. Em algum lugar vai estar o que ele prefere. E, quem sabe, pode até ser o mesmo de que você gosta.

Inicie-o não apenas na música clássica, mas também na música *country*, no *reggae*, no *blues*, no *jazz*.

Não apenas no violino, mas também na guitarra elétrica e no trombone.

Não apenas na televisão, mas no cinema, no teatro, na dança e nos *shows* humorísticos.

Não apenas no hambúrguer, mas também no salmão defumado e no *pesto*.

Leve-o não apenas a zoológicos e museus, mas também a jogos eletrônicos e feiras populares.

Não somente a recitais de poesia, mas também a gincanas radicais.

Não apenas à luta livre, mas também à TV educativa.

Você é o guia do seu filho no amplo espectro da vida. Que função emocionante a sua!

Sempre ali

Dan, meu dentista e cliente, agora com uns 40 anos, toca numa banda de *blues* umas duas noites por semana. Conhecendo o perfil financeiro de Dan, eu posso afirmar com certeza que o dinheiro ganho como músico é uma ninharia comparado com o que ele ganha obturando dentes.

Dan toca porque gosta.

"Quando ouvi *Muddy Waters* pela primeira vez", diz ele, "eu me apaixonei pelo *blues*. E estou apaixonado até hoje. Mal consigo descrever as horas de prazer e libertação que tenho tocando essa música."

Quando Dan tinha 5 anos, sua mãe lhe arrumou um professor de violino. A escolha não foi dele. Sua mãe, que tocava violoncelo numa orquestra de câmara, queria que o filho tivesse uma boa formação musical.

Quando descobriu o *blues*, aos 12 anos, Dan perguntou se podia trocar o violino pela guitarra elétrica.

No começo, ela riu. Mas eu insisti até ela se convencer de que eu estava falando a sério. Então, depois de pensar um pouco, ela fez um trato comigo. Eu podia aprender a tocar guitarra contanto que continuasse com o violino, pelo menos até terminar o colegial. Eu concordei. O engraçado é que agora eu sei que não seria um bom guitarrista se não tivesse continuado a estudar violino. A guitarra é moleza em comparação ao violino.

Dan cumpriu a sua parte no trato. E a mãe dele também. Aos 18 anos, ele deixou de lado as aulas de violino e passou a dedicar toda a sua energia musical ao *blues* e ao *rock and roll*.

Eu toquei numa banda dos 15 aos vinte e tantos anos. Nesses dez anos, minha mãe, que odiava *rock and roll* com paixão, perdeu apenas algumas das minhas sessões, e isso porque estava doente ou tinha algum compromisso que não dava para mudar. Caso contrário, ela estava *sempre* lá, sem alarde, mas sempre lá. Eu a procurava naqueles bares escuros e naquelas casas de *show* e lá estava ela, de pé em algum canto escuro ou sentada em alguma mesa, às vezes com amigos, geralmente sozinha. Eu chegava em casa tarde e, se ainda estivesse acordada, ela falava que eu tinha tocado muito bem uma determinada melodia. Ou me deixava um bilhete.

Acho que ela nunca pegou gosto por esse tipo de música. Acho que ela sempre a odiou. Mas lá estava ela, infalivelmente.

Esse é o ponto principal. A atual banda de Dan toca em diferentes noites da semana, mas nunca às terças-feiras. Essa é a noite em que ele toca viola em um quarteto de cordas com a sua mãe.

É a vida do seu filho, não a sua

Seus motivos para pressionar o filho adolescente para que ele jogue no time de futebol da escola, como você quando tinha a idade dele, podem parecer acertados. *Tudo o que eu quero*, pensa você consigo mesmo, *é lhe dar a oportunidade de ter as mesmas alegrias que eu tive.*

Se o seu filho tiver inclinações semelhantes às suas, você pode estar certo.

Mas e se ele não tiver? Essa é a questão. Ele sabe que tem escolha?

Essa questão, difícil e sutil, exige que você seja escrupulosamente honesto consigo mesmo. O seu filho sabe que pode decidir entre jogar futebol e tocar flauta na banda? Ele sabe que você vai amá-lo sempre, escolha ele o que escolher?

Ele é uma outra pessoa, que não tem a obrigação de dar a você, indiretamente, a oportunidade de reviver os anos de escola de que sente tanta saudade.

Guarde para você mesmo

Digamos que a sua filha perde três bolas em seguida e é eliminada, desempatando o jogo a favor do time adversário. Nessa situação, você tem todo o direito de ficar frustrado junto com ela. Mas *não* tem o direito de deixar que ela veja essa frustração.

Você é pai dela. Ela está arrasada. Sua obrigação é fazer o possível para que ela se sinta melhor, não pior. Abrace-a, diga-lhe que a ama mais do que nunca na vida. *Não é tão complicado assim.*

Amor sem empecilhos

O amor não deve ser um instrumento de disciplina. Uma criança nunca deve sentir que, quando se comporta mal, corre o risco de perder o amor dos pais. Como vimos, há maneiras mais eficazes, e certamente menos destrutivas, de inspirar o seu filho a se comportar bem.

Não vamos esquecer que o importante não é o que você acha que seu filho *deveria* sentir, mas o que ele *realmente* sente. Você não pode supor que ele tenha entendido a mensagem. É de uma criança que estamos falando, não de um especialista em lógica.

Então, é absolutamente essencial se certificar de que o seu filho compreende a natureza incondicional do seu amor.

Quando ele agir mal, mostre que, naquele momento, você está triste com ele. Mas você tem que lhe garantir que nunca vai deixar de amá-lo.

Espere até que as emoções se acalmem e diga, por exemplo: "Eu quero que você saiba que estou muito triste com o que você fez. É um comportamento inaceitável que eu não vou tolerar. E é por causa disso que você foi punido. Mas nunca se esqueça de que eu posso ficar triste com você, posso ficar zangado com você, mas que nunca deixarei de amá-lo."

A severidade nem sempre é incompatível com as expressões de amor. Na verdade, a união das duas coisas é a única maneira de fazer com que o seu filho entenda uma idéia muito difícil: que você o castiga porque o ama.

Amor claro como cristal

Como demonstrar ao seu filho o amor que você tem por ele? Como for preciso, desde que consiga.

E qual é o objetivo dessa tarefa? *Não* é aliviar a sua própria culpa. E nem demonstrar amor à sua maneira, supondo que seu filho vai entender.

Sua tarefa é comunicar ao seu filho o amor que tem por ele de maneira que ele entenda inequivocamente esse fato.

Se você pensar no assunto, vai ver que há dois meios para isso: (1) palavras e (2) afeição física.

Mas, para muitos, é difícil reunir coragem para essas expressões de amor. Por que para alguns é tão fácil dizer "eu te amo" enquanto outros simplesmente engasgam com essas palavras?

Certamente isso tem, no fundo, alguma coisa a ver com as várias reações à mortalidade. Todas as pessoas que se amam um dia vão se separar. Algumas enfrentam esse triste fato amando intensamente. Outras acham necessário manter uma certa distância. Cada um de nós lida com a vida e com a morte à sua maneira.

Mesmo assim, cabe algum ceticismo quando alguém diz que consegue comunicar amor aos filhos por meios que não são nem verbais nem físicos.

Talvez, depois de grandes, já com percepção de adulto, essas crianças se sintam gratas pelo sacrifício dos pais e entendam a sua dedicação. Mais de uma vez ouvimos alguma celebridade refletir sobre a própria infância dizendo, por exemplo, que agora sabe que o pai a amava, já que sempre lhe deu de tudo, embora ele nunca tenha tocado no assunto.

Mas essas reflexões são sempre mescladas de tristeza e pesar pelo fato de essa revelação ter vindo tão tarde. O que essa pessoa não diz é que muito sofrimento lhe teria sido poupado, se ela tivesse entendido esse amor mais cedo na vida.

Por isso, por mais complacência que se tenha por quem não consegue demonstrar o amor de maneira verbal e física, não se pode deixar de acreditar que isso é indispensável na criação de um filho bem-ajustado.

Você precisa dizer a seus filhos que os ama. E deve fazê-lo com estas palavras: "Nunca se esqueça de que o amo, agora e sempre."

E você tem que dizer isso com freqüência. Seu filho deve saber que, ao longo da vida, sejam quais forem os percalços do momento, seu amor por ele é uma das coisas com que ele pode contar.

Se para você isso é muito difícil, trabalhe nesse sentido.

E você tem que *demonstrar* amor por meio do toque. Todos nós aprendemos cedo na vida que as palavras podem mentir. Expor-se a segurar outro corpo junto ao seu é um modo inequívoco de expressar amor.

No fundo, somos almas solitárias aprisionadas neste recipiente que é o corpo. A afeição física é, muitas vezes, o único bálsamo.

As crianças têm muita necessidade do toque, talvez por não terem acesso a expressões de amor mais sutis e sofisticadas. Você tem que abraçá-las, segurar suas mãos, beijá-las. E com freqüência.

Nossos filhos precisam ter a certeza de que a base está ali, de que, aconteça o que acontecer, mamãe vai estar sempre ali, no escuro daquele bar, nos apoiando.

As pessoas que não têm essa base passam o resto da vida procurando por ela, em geral de maneira autodestrutiva. Os outros conseguem tocar a vida.

Não é tão complicado assim.